弘扬中华传统医学

子午流注
与灵龟八法

ZIWU LIUZHU YU LINGGUI BAFA

U0305747

【郑魁山 编著】

甘肃科学技术出版社

图书在版编目（CIP）数据

子午流注与灵龟八法 / 郑魁山编著 . -- 兰州 : 甘
肃科学技术出版社，2008.03（2023.9重印）
ISBN 978-7-5424-1139-6

Ⅰ．①子… Ⅱ．①郑… Ⅲ．①子午流注针法②灵龟飞
腾 Ⅳ．①R224.3

中国版本图书馆CIP数据核字（2007）第197604号

子午流注与灵龟八法

郑魁山　编著

责任编辑　陈学祥　陈景明
装帧设计　陈妮娜

出　版　甘肃科学技术出版社
社　址　兰州市城关区曹家巷1号　　730030
电　话　0931-2131572（编辑部）　0931-8773237（发行部）

发　行　甘肃科学技术出版社　　印　刷　三河市铭诚印务有限公司
开　本　850毫米×1168毫米　1/32　印　张　5.375　字　数　100千
版　次　2008年4月第1版
印　次　2023年9月第8次印刷
印　数　18 801~19 850
书　号　ISBN 978-7-5424-1139-6　　　　定　价　48.00元
（附临床应用盘一个）

序

　　继承和发扬祖国医药学是我国社会主义卫生事业工作中的一项极其重要的方针。祖国医药学，对中华民族的生息繁衍做出过卓越贡献。今天，在人民保健事业中，仍然发挥着更加重要的作用。

　　子午流注与灵龟八法是千百年来应用于针灸治疗的古法，古今临床实践证明它确系较为完善而有效的针法，成为古典时间治疗学的重要内容。我院针灸系名誉系主任郑魁山教授，出身于针灸世家，在继承总结前人经验的基础上，编著了《子午流注与灵龟八法》一书，并创制了"子午流注与灵龟八法应用盘"，为了满足广大读者的要求和希望，特此修订再版。郑老潜心治学，刻苦钻研，积五十余年临床经验于其中，为广大中医同道对子午流注与灵龟八法广泛地应用和深入地研究提供了宝贵的经验，开辟了新的途径。

　　深信广大中医同道，在党的中医政策鼓舞下，子午流注与灵龟八法在理论和实践上的研究与发展，同当今

序

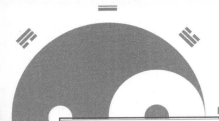

国外"生物钟学说"、"现代时间治疗学"的兴起相比，将具有更加强大的生命力。古典时间治疗学将赋于时代内容，放射出更加灿烂的光辉。

丛春雨
1987年2月于甘肃中医学院

修订再版自序

　　子午流注与灵龟八法，是古代不少针灸医师乐于应用的辨证求经、候时取穴的治病方法。1978年9月笔者所著《针灸集锦》出版时，仅将它简要地附于书末。之后，很多读者来信，想要了解这方面的知识，因为计算复杂，建议研制一个容易掌握、便于携带的转盘或图表。通过实践，将纳子法、纳甲法、子午流注、灵龟八法和公历六十年日历的"六十花甲子"融合在一起，研制成了一个袖珍式"子午流注与灵龟八法临床应用盘"。它有上述三种优选取穴法治病的用途，并且不用推算即可找到公历六十多年每日的花甲子及当日当时的开穴，符合简、便、快、准、廉、验的要求。1982年9月在石家庄召开的全国子午流注学术讨论会上，许多专家学者认为，它可与采用电子技术制造的子午流注仪相媲美，给针灸医、教、研提供了重要的工具，并为时间生物医学和针灸、中药等治疗中探讨优选法创造了条件。1983年2月《子午流注与灵龟八法》一书正式出版，1984年8月在北京召开的中国针灸学会第二届全国针灸针麻学术讨论会展销时，引起了国内外专家学者的重视。国外学者称子午流注是

修订再版自序

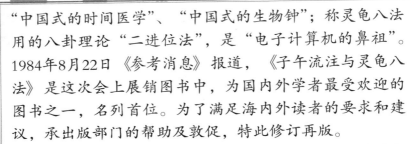

"中国式的时间医学"、"中国式的生物钟";称灵龟八法用的八卦理论"二进位法",是"电子计算机的鼻祖"。1984年8月22日《参考消息》报道,《子午流注与灵龟八法》是这次会上展销图书中,为国内外学者最受欢迎的图书之一,名列首位。为了满足海内外读者的要求和建议,承出版部门的帮助及敦促,特此修订再版。

全书共四章。第一章主要论述纳子法和纳甲法子午流注的组成、五俞穴与天干、五行的配合和徐氏子午流注逐日按时定穴诀,力求理论联系实际,增加了脏腑经络辨证候时取穴、医案及子午流注的现代研究。第二章灵龟八法与飞腾八法,主要论述灵龟八法的组成、八法与八脉交会穴的配合、八法八穴主治病证、主客配穴和医案。第三章经脉和五俞穴及八脉交会穴,主要论述经脉的生理功能、病理症候及其在诊断治疗上的作用,阐明了五俞穴、八脉交会穴的穴性功能,并加了按语。第四章针刺手法与艾条灸法,重点介绍了针刺的操作、行针候气法、常用的补泻手法与艾条灸法。

本书文字浅显易懂,并附插图,可供中医师及广大针灸工作者参考。不足之处,尚希读者批评指正。

郑魁山
1987年4月于甘肃中医学院

前　　言

　　生物为了更好地适应环境的节律变化（季节、昼夜、时辰），在亿万年来的生物进化过程中，逐渐形成了具有高度时间节律的生物活动特性，即"生物钟"现象。

　　"生物钟"现象在自然界非常普遍，例如：鸡叫三遍天亮、牵牛花破晓开放、夜来香傍晚香气扑鼻、桃树三月开花，这些都是常见的自然现象。有的生物钟准确得令人惊奇，如一种鲷鹭鸟，生活在离海边50千米的地方，它们每天飞到海边来的时间，总比前一天推迟50分钟，这样每当退潮时，它们总是海边上的第一批食客。为什么要推迟50分钟？原来潮汛时间恰好每日向后推迟50分钟。

　　人类的生物钟现象也很普遍。像人体的体温、脉搏、血压、血糖含量、基础代谢率、内分泌激素的分泌、经络电势等都会发生昼夜性变化，人对疾病、药物和针灸的敏感性，也都有周期性的规律。

　　两千多年前，我们的祖先不仅已经认识到生物钟现象，而且发现不少规律性，并运用于医疗实践。但限于历史条件，它不能像现代科学认识得那样深刻，只能用朴素的气血流注学说来解释，并在针灸临床工作中进行了成功的应用。其中"时（地）支"子午流注，就是根据人体每日气血输注十二经的"地支"时辰，结合某经病症之虚实，配合五行生克的规律，取五俞穴进行治病的；"日（天）干"子午流注，就是根据每日的"天干"和人体气血输注十二经的时辰开五俞穴进行治病的；灵龟八法也是古人按日时开穴的规律，配合奇经八脉的八个腧穴进行治病的方法。

子午流注和灵龟八法，所用穴位均分布在肢体远端，故取穴方便，针感强烈，施针安全，效果显著，是古代不少针灸医师乐于应用的方法。为便于临床应用，笔者于1979年11月研制了一个袖珍式"子午流注与灵龟八法临床应用盘"。此盘是将子午流注、灵龟八法和公历六十年日历的"六十花甲子"融合在一起编制而成的。只要将盘上的年、月对准后，用不了半分钟时间，即可找到某年、某月、某日、某时治病所需的开穴，故携带、使用都很方便。这对研究子午流注和灵龟八法，对发掘祖国宝贵的医学遗产，对探讨现代日历医学的问题，或许有着重要的意义，故介绍于此，抛砖引玉，供日历医学工作者探讨研究；也可供针灸工作者在临床工作中参考。不妥之处，望同道斧正。

郑魁山

1982年7月10日

目　　录

子午流注与灵龟八法

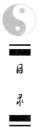

第一章　子午流注

　　子午流注是古人根据人体气血流注脏腑经络的日、时开穴规律，配合天干、地支、阴阳、五行、五俞穴联合组成的一种逐日按时开穴治病的方法。《素问·八正神明论篇》说："凡刺之法，必候日月星辰四时八正之气，气定，乃刺之。""先知日之寒温，月之虚盛，以候气之浮沉，而调于身。"《标幽赋》说："望（十五）不补而晦（三十）不泻，弦（上弦初七、初八，下弦二十二、二十三）不夺而朔（初一）不济。"指出针时，必须观察日月星辰四时八正的气候，根据气候运用针法。气候温和、天色晴明，则人的血液流行滑润，卫气浮于表，血容易泻，气容易行；气候寒冷，天色阴暗，则人的血行滞涩不畅，卫气沉于里。月亮初生的时候，血气开始流行，卫气开始畅行；月亮正圆的时候，血气充实，肌肉坚强；月黑无光的时候，机体比较软弱，经络空虚，卫气衰减，形体独居。天气寒冷，不要针刺而要用艾灸，天气温和要针刺；月亮初生之时，不可用泻法，要用补法；月亮正圆之时，不可用补法，要用泻法；月黑无光之时，不要针刺，要用艾灸。《灵枢·卫气行篇》说："谨候其时，病可与期，失时反候者，百病不治。故曰：刺实者，刺其来也；刺虚者，刺其去也。此言气存亡之时。以候虚实而刺之，是故谨候气之所在而刺之，是谓逢时，病在于三阳，必候其气在于阳分而刺之；病在于三阴，必候其气在阴分而刺之。"指出如能谨慎地候其气行的时机而刺之，就可以正确估计疾病的治愈日期；如不能及时掌握治病的时机，或违反四季时令气候而误治，则百病难以治愈。所以说，针治邪盛的实证，当刺其来势，迎其气至而夺之；针治气衰的虚证，当刺其去势，随其气去而补之。这就是说，在针下产生感应或感应消失之时，必须细心明辨，候其虚实而运用补泻手法。因此，谨慎地候气所在之部位而及时针刺者，叫做逢时。也就是说，病在三阳经的，必须候其气在阳分之时刺之；病在三阴经的，必须候其气在阴分之时刺之。如此就能治愈病症。这就是古代医家，观察到天地、日月、阴阳、四季等变化对人体的影响，用"天人相应"的观点，运用针灸治病的方法。

第一节　子午流注与五俞穴

　　子：即子时，23点至次日1点的时间；午：即午时，每天11～13点的时间。按一天来说，子至午这段时间属阳，所以说"子时一刻一阳生"。午至子这段时间属阴，所以说"午时一刻一阴生"。故子午为阴阳之始生，也是昼夜之分的标准。按农历的一年来说，子是十一月（冬至），午是五月（夏至）；按气候来说，子时寒，午时热；可见子午有阴极生阳、阳极生阴的意义。这是根据《灵枢·顺气一日分为四时篇》中的"朝则为春，日中为夏，日入为秋，夜半为冬"近似"昼夜节奏"的自然周期现象和"旦慧、昼安、夕加、夜甚"的病症不同表现发明的。流：似水之流，指人体气血运行不息；注：像输注，指气血注到某经的时间。流注又分两种，一种是按"时支"的，一种是按"日干"的。这两种流注方式，都是如环无端，周而复始。采用的穴位都是《灵枢·本腧》篇内的"井、荥、俞、经、合"（见五俞穴表）穴位，应用方法都是根据脏腑经络所对应五行的属性（如肺和大肠属金）取穴。

一、子午流注的组成

1. 干支配合六十环周法　"干，犹榦也"，是干线、树干，是单个的意思。日出至日没为一天，故称天干，是最早用来纪日的；支，是总体支流、树枝，有分支的涵义。月亮盈亏一次为一月，是古人用来纪月的。日为阳，月为阴，所以天干十个，地支十二个。《素问·六微旨大论篇》说："天气始于甲，地气始于子，子甲相合，命曰岁立。"也就是干支合而六十年之岁气立。干，就是甲乙丙丁戊己庚辛壬癸，十个天干；支，就是子丑寅卯辰巳午未申酉戌亥，十二个地支。天干起于甲，地支起于子，二者配合起来就成了甲子、乙丑、丙寅、丁卯、戊辰、己巳……因为天干的甲乙丙丁戊己庚辛壬癸，相当于1、2、3、4、5、6、7、8、9、10；地支的子丑寅卯辰巳午未申酉戌亥，相当于1、2、3、4、5、6、7、8、9、10、11、12。都是单数为阳，双数为阴，所以属阳的天干，配属阳的地支；属阴的天干，配属阴的地支，这

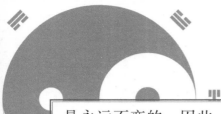

是永远不变的。因此，从这个甲子，轮到下一个甲子，须要六十次。这就是六十环周法，也称六十花甲子。它是古人计算年、月、日、时的符号（表1）。

表1　干支配合

代　数	1	2	3	4	5	6	7	8	9	10	11	12
天　干	甲	乙	丙	丁	戊	己	庚	辛	壬	癸	甲	乙
地　支	子	丑	寅	卯	辰	巳	午	未	申	酉	戌	亥

备注：单数为阳，双数为阴

2.年干支推算法　年、月、日、时都是六十次为一周，重返甲子。比如1980年是庚申年，1981年就是辛酉年，1982年就是壬戌年，……到2040年又是庚申年。据《辞海》附录的《中国历史纪年表》，用天干、地支纪年，是从西周共和元年（公元前841年）开始的，共和元年是庚申年，四年后逢第一个甲子年（公元前837年），到1984年已是第48个甲子年了。

3.月干支推算法　月，每年十二个月，月的十二个地支不变，天干是十个，所以每年给十二个月的地支补两个天干。农历的正月是寅、二月卯、三月辰、四月巳、五月午、六月未、七月申、八月酉、九月戌、十月亥、十一月子、十二月丑。古人将十二地支按其先后顺序，从寅开始，分配十二个月，称为月建，作为每个月的符号。即正月建寅、二月建卯……这是古人从观察斗纲所指的方位定出来的。因为由七星组成的北斗，其中的第一星名魁、第五星名衡、第七星名杓，这三颗星在每年正月的黄昏时候，杓星指向寅位，夜半时衡星指向寅位，平旦时魁星指向寅位。到了二月，则同样的分别指向卯位，三月指向辰位。其余各月均依此类推（图1），所以推算每个月的干支，要牢记下述歌诀：

　　甲己之年丙寅首，乙庚之岁戊寅头，

　　丙辛之年庚寅上，丁壬壬寅顺行求，

　　戊癸甲寅正月起，六十首法助医流。

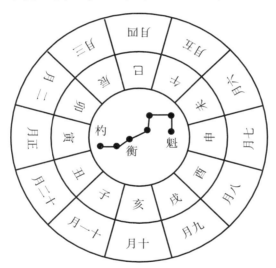

图1　斗纲正月指寅位

　　按：此歌俗名年上起月，是按当年的天干、地支，当月的地支，依次相推，找到当月的天干，即月的干支。比如甲年或己年的正月都是丙寅，二月即丁卯、三月即戊辰；乙年或庚年的正月都是戊寅，二月即己卯、三月即庚辰……余皆类推。

4. 日干支推算法　日，农历的推算法比较难，公历的推算法比较容易。不闰年，一年是365日，比如1981年1月1日是己卯，1982年1月1日就是甲申，因为60×6=360天，余5天，就是己卯日往下推5天，即甲申日。如果闰年，就按366日推算，比如1980年是闰年，1月1日是癸酉日，按366日计算，60×6=360天，余6天，就是癸酉日往下推6天，所以1981年1月1日是己卯日。1981年1月11日是己丑、21日就是己亥……余皆类推。根据历史记载，远在商代以前，古人就用干支纪日，从鲁隐公元年（己未年，公元前722年）2月己巳日，《春秋》编年起，一直到今天都没有间断错乱过，已有2700多年的历史，可见它的历史久远及其准确的程度了。

5. 时干支推算法　时，每日12个时辰的地支不变，10个天干，每日给12个时辰补两个天干，合5天60个时辰，重返甲子。所以要推算每个时辰的干支，要牢记下述歌诀：

甲己还甲子，乙庚丙子初，

丙辛生戊子，丁壬庚子头，

戊癸起壬子，周而复始求。

按：此歌俗名日上起时，是按当日的天干、地支，当时的时辰地支，依次相推，找到当时的天干，即时辰的干支。比如每逢甲日或己日的子时，都是甲子，丑时是乙丑，寅时是丙寅，卯时是丁卯；乙日或庚日的子时，都是丙子，丑时是丁丑，寅时是戊寅，卯时是己卯……这是因为从甲到戊是五天，循环六十个时辰而为一周，己是再周的开始，所以仍是甲子，故名五门得合，又称六十环周法。余皆类推。

二、五俞穴与天干、五行的配合

五俞穴是根据其性能而给予特别称号的腧穴，对临床诊断和治疗都很重要，子午流注就是根据五俞穴配伍应用的，现分别将其功能及应用概述如下：

1. **部位**　五俞穴都在四肢肘膝以下，手不过肘，足不过膝。阴经各有5穴，阳经各有6穴，共66穴。按井、荥、俞、原、经、合的次序排列，阴经无原穴，而以俞穴代之（表2、3）。

表2　阴经五俞穴

五俞 意义 阴经　　　主治	井（木） 所出 心下满	荥（火） 所溜 身热	俞（土） 所注 体重节痛	经（金） 所行 喘咳寒热	合（水） 所入 逆气而泄
肺（金）	少商	鱼际	太渊	经渠	尺泽
脾（土）	隐白	大都	太白	商丘	阴陵泉
心（火）	少冲	少府	神门	灵道	少海
肾（水）	涌泉	然谷	太溪	复溜	阴谷
心包（相火）	中冲	劳宫	大陵	间使	曲泽
肝（木）	大敦	行间	太冲	中封	曲泉

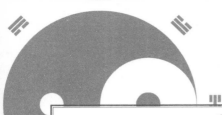

五俞 意义 阳经 主治	井（金） 所出 心下满	荥（水） 所溜 身热	俞（木） 所注 体重节痛	原（总刺） 所过 脏腑病	经（火） 所行 喘咳寒热	合（土） 所入 逆气而泄
大肠（金）	商阳	二间	三间	合谷	阳溪	曲池
胃（土）	厉兑	内庭	陷谷	冲阳	解溪	足三里
小肠（火）	少泽	前谷	后溪	腕骨	阳谷	小海
膀胱（水）	至阴	通谷	束骨	京骨	昆仑	委中
三焦（相火）	关冲	液门	中渚	阳池	支沟	天井
胆（木）	窍阴	侠溪	足临泣	丘墟	阳辅	阳陵泉

表3　阳经五俞穴

2．功能　俞有输通的含意。《灵枢·九针十二原》篇说："经脉十二，络脉十五，凡二十七气，以上下。所出为井，所溜为荥，所注为俞，所行为经，所入为合。"古人把井穴比作刚从地下涌出来的泉水；荥穴比作开始溜而不大的水流；俞穴比作能灌溉运输的水流；经穴比作畅行的水流；合穴比作汇入大河的水流。说明五俞穴有疏通经络，运行气血，营养全身的作用。还有与五行配合的方法，即阴经的井属木，荥属火，俞属土，经属金，合属水；阳经的井属金，荥属水，俞属木，经属火，合属土。

井者东方，万物之始生。故阴经的井穴属东方甲

（阳）乙（阴）木，荥穴属南方丙（阳）丁（阴）火，俞穴属中央戊（阳）己（阴）土，经穴属西方庚（阳）辛（阴）金，合穴属北方壬（阳）癸（阴）水。阳为刚，阴为柔。同属性的阳干和同属性的阴干相克，也就是阳性的庚金，能克阳性的甲木，阴性的辛金，能克阴性的乙木；阳性的庚金与阴性的乙木相配，不但不克，还能刚柔相济，相合而化金。故阳经的井穴乙与庚合化（属）金，荥穴丙与辛合化（属）水，俞穴丁与壬合化（属）木，经穴戊与癸合化（属）火，合穴甲与己合化（属）土。这就是五俞穴与天干配合，刚柔相济、五行化生关系。也就是"阴阳对立、矛盾统一"的哲学规律。

3. 应用 凡脏腑经络发生的病症，皆可取该经的五俞穴进行治疗。

4. 主治 《难经·六十八难》说的"井主心下满，荥主身热，俞主体重节痛，经主喘咳寒热，合主气逆而泄"。即症见心慌气短，并有心下满闷的取心经井穴少冲；肺炎痰多、发热的取肺经荥穴鱼际；胃痛，并有逆气或下泄的取胃经合穴足三里……但井穴还用于发热、昏迷及急性病的治疗。

5. 五俞穴歌

少商鱼际与太渊，经渠尺泽肺相连；
商阳二三间合谷，阳溪曲池大肠牵；
厉兑内庭陷谷胃，冲阳解溪三里随；
隐白大都太白脾，商丘阴陵泉要知；
少冲少府属于心，神门灵道少海寻；

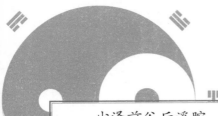

少泽前谷后溪腕，阳谷小海小肠经；
至阴通谷束京骨，昆仑委中膀胱知；
涌泉然谷与太溪，复溜阴谷肾所宜；
中冲劳宫心包络，大陵间使传曲泽；
关冲液门中渚焦，阳池支沟天井索；
窍阴侠溪临泣胆，丘墟阳辅阳陵泉；
大敦行间太冲看，中封曲泉属于肝。

第二节　时（地）支子午流注

时（地）支子午流注，即气血流注，亦称纳子法、纳支法。是根据每日气血输注十二经的地支时辰，某经病症之虚实，配合五行相生相克穴位，取穴治病的方法。《灵枢·卫气行》篇说："岁有十二月，日有十二辰，子午为经，卯酉为纬。"《灵枢·顺气一日分为四时》篇说："人有五脏，五脏有五变，五变有五俞，故五五二十五俞，以应五时。"这是"时支"子午流注最早的记载，已有两千多年的历史，至今仍为医家广泛应用。

时支子午流注，有两种取穴法：一种是按一天十二个时辰，每个时辰配合一经，在这个时辰内，该经自起点至终点的任何腧穴都可应用。例如，肺经病，每日寅时都可取肺经从中府至少商的任何腧穴针灸治疗。其他各个时辰流注到的经，该经所有的腧穴，也依此类推。现在使用这种取穴法的较少。另一种是根据气血流注到某经的时辰，结合五俞穴，用"补母"、"泻子"的取穴方法治疗病症，现在使用这种方法的较多，兹叙述如下：

一、十二经纳地支歌

肺寅大卯胃辰宫，脾巳心午小未中，

申膀酉肾心包戌，亥三子胆丑肝通。

按：气血于寅时由肺经开始流注，卯时流注大肠，辰时流注胃经，巳时流注脾经，午时流注心经，未时流注小肠经，申时流注膀胱经，酉时流注肾经，戌时流注心包络经，亥时流注三焦经。次日子时流注胆经，丑时流注肝经，寅时再流注肺经，周而复始，如环无端（表4）。

表4　气血流注十二经时间

经脉	胆	肝	肺	大肠	胃	脾
时辰	子	丑	寅	卯	辰	巳
时间	23～1	1～3	3～5	5～7	7～9	9～11
经脉	心	小肠	膀胱	肾	心包	三焦
时辰	午	未	申	酉	戌	亥
时间	11～13	13～15	15～17	17～19	19～21	21～23

实证：须在气血输注本经的时间，取本经所属"五行"之子穴泻之。如遇咳嗽有热的肺（金）实证，于寅时泻尺泽（水），即金生水，水为金之子。

虚证：须在气血始流过本经的时间，取本经所属"五行"之母穴补之。如遇咳喘肺经虚证，于卯时补太渊

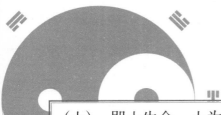

（土），即土生金，土为金之母。

如补泻时间已过，或不虚不实之证，则取本经原穴或本穴。如酉时遇牙痛、龈肿的大肠经（金）实证，取大肠经原穴合谷泻之；戌时遇胃脘隐痛的胃腑（土）虚寒症，则取胃经本穴足三里（土）补之。但也常配用本经脏腑的俞、募穴和阿是穴施治。

因为它按气血输注某经的时间，也就是某经气血最盛的时候，迎其经之盛，取子穴泻之；气血始流过某经的时间，也就是某经气血最虚的时候，随其经之虚，取母穴补之。所以也称它为"迎随补泻"（表5）。

二、脏腑经络辨证候时支取穴

疾病的发生和发展，临床证候的表现虽然错综复杂，但究其原因，则不外乎脏腑、经络功能的失调。针灸治病，就是根据脏腑、经络学说，运用"四诊"、"八纲"的辨证方法，将临床上各种不同的证候，加以归纳分析，以明确病症的部位，是在经络、在脏腑、在表、在里，病症是属寒、属热、属虚、属实。在此基础上，进行按时先取主穴，后取配穴组成处方，决定是针、是灸、是补、是泻，以通其经脉，调其气血，使脏腑功能平衡协调，而达到治愈病症的目的。

1. 肺的主要功能是"主气"，调节呼吸 风热犯肺，肺气失宣，发热、鼻流浊涕，咳喘、气逆、鼻煽、喉痹、胸痛：寅时取尺泽，非寅时取经渠为主，配大椎、列缺，用透天凉法，留针20～30分钟，少商点刺出血，以清热宣肺、疏经止咳。

项目 经脉	补		泻		本 穴	原 穴
	腧 穴	时辰	腧穴	时辰		
肺（金）	太渊（土）	卯	尺泽（水）	寅	经渠（金）	太渊
大肠（金）	曲池（土）	辰	二间（水）	卯	商阳（金）	合谷
胃（土）	解溪（火）	巳	厉兑（金）	辰	足三里（土）	冲阳
脾（土）	大都（火）	午	商丘（金）	巳	太白（土）	太白
心（火）	少冲（木）	未	神门（土）	午	少府（火）	神门
小肠（火）	后溪（木）	申	小海（土）	未	阳谷（火）	腕骨
膀胱（水）	至阴（金）	酉	束骨（木）	申	通谷（水）	京骨
肾（水）	复溜（金）	戌	涌泉（木）	酉	阴谷（水）	太溪
心包（相火）	中冲（木）	亥	大陵（土）	戌	劳宫（火）	大陵
三焦（相火）	中渚（木）	子	天井（土）	亥	支沟（火）	阳池
胆（木）	侠溪（水）	丑	阳辅（火）	子	临泣（木）	丘墟
肝（木）	曲泉（水）	寅	行间（火）	丑	大敦（木）	太冲
说 明	不虚不实之证或补泻、流注时辰已过，遇有疾病，取本经的本穴或原穴进行治疗					

表5 时（地）支子午流注补泻腧穴

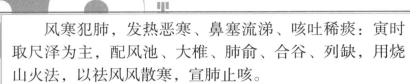

　　风寒犯肺，发热恶寒、鼻塞流涕、咳吐稀痰：寅时取尺泽为主，配风池、大椎、肺俞、合谷、列缺，用烧山火法，以祛风风散寒，宣肺止咳。

　　肺气虚，咳喘无力、气短自汗：卯时取太渊为主，用补法，配中府、膻中，灸10～20分钟，以补益肺气，平喘止咳。

　　肺阴虚，阴液不能润肺，咳痰带血、咽干、声音嘶哑：卯时取太渊为主，配中府、肺俞、列缺、照海，用补法，以滋阴润肺。

　　2. 大肠的主要功能是吸收水液，排泄糟粕 寒邪侵及大肠，吸收水液的功能失调、腹痛、泄泻、肠鸣：辰时取曲池，非辰时取合谷为主，配天枢、上巨虚，用补法或灸10～20分钟，以温中助运，散寒止痛。

　　热邪侵及大肠，大便秘结或里急后重：卯时取二间，非卯时取商阳为主，配大肠俞、天枢、上巨虚，用凉泻法，留针20～30分钟，以泻热通便。

　　久泻、久痢之虚证：辰时取曲池为主，配中脘、天枢、气海、会阳，用补法，留针10～20分钟，以补中益气、升阳举陷。

　　邪热上冲、头痛、牙痛、颊肿、口噤不开、鼻不闻香臭：卯时取二间，非卯时取商阳为主，点刺出血，配合谷、迎香、头维，用泻法，留针10～20分钟，以清热止痛。

　　肺与大肠相表里，如肺失清肃、津液不能下达之大便秘结：取太渊为主，配尺泽、偏历，用补法，以补益肺气、养阴通便。

大肠实热、腑气不通，影响肺气肃降，胸膈满闷、气逆而喘：取合谷为主，配大肠俞、天枢、丰隆、列缺，用凉泻法，留针20～30分钟，以疏调大肠、降逆通便。

3. 胃的主要功能是受纳、腐熟水谷　饮食不节，胃的和降功能失常、呃逆呕吐、脘腹胀痛：辰时取厉兑，非辰时取足三里为主，配中脘、内关，用平补平泻法，留针10～20分钟，以和中健胃、止呕镇痛。

热邪犯胃，消谷善饥、口渴引饮：辰时取厉兑为主，点刺出血，配中脘、足三里、胃俞，用凉泻法，留针10～20分钟，以清热养阴、和中益胃。

风寒侵及足阳明经筋，口眼歪斜、面肌瘫痪：巳时取解溪为主，配风池、颊车、地仓、下关、合谷，用烧山火法，留针5～10分钟，以祛风散寒、舒筋活络。

4. 脾的主要功能是主运化和统血　脾气受损，运化失职，呕逆、腹胀、便溏、四肢不温：午时取大都，非午时取太白为主，配脾俞、章门、中脘、阴陵泉，用补法，留针10～20分钟，以健脾益气、和中助运。

湿热内蕴，脾失健运、中焦痞满、恶心腹胀、肢体困重：巳时取商丘为主，配中脘、天枢、足三里、内关，用泻法，留针20～30分钟，以清热利湿、通调脾胃。

脾虚不能统血，妇女月经过多或崩漏不止：午时取大都为主，配隐白、三阴交、行间、膈俞，用补法，留针20～30分钟，以健脾益气、升阳摄血。

脾与胃相表里，胃气以降为和，脾气以升为顺，二

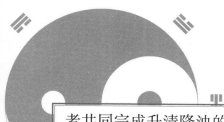

者共同完成升清降浊的生理功能，如脾的运化失常，常见食后饱满、消化不良等胃纳不佳之症；如胃的功能失常，也常见腹胀、泄泻等脾失运化之症；所以都可以取足三里、冲阳、太白为主，配中脘、公孙，用补法，留针10～20分钟，以健脾益胃、和中助运。

5．心的主要功能是主血脉和藏神　心主血脉的功能不足，心悸气短、血脉空虚、面色苍白、脉细无力或结代不整：未时取少冲，非未时取少府或神门为主，配心俞、巨阙、太渊，用补法，留针10～20分钟，以补益气血、养心安神。

痰火上攻，扰动心神，狂躁不眠、神昏谵语、喜笑不休：午时取神门为主，配巨阙、内关、丰隆，用凉泻法，留针20～30分钟，以祛痰降逆、清心安神。

心火上炎，烦躁不安、舌尖糜烂、咽喉肿痛：午时取神门为主，配天容，用凉泻法，留针20～30分钟，少府、少泽，点刺出血，以清心泻火、消肿止痛。

6．小肠的主要功能是泌别清浊　热邪伤及小肠，泌别清浊的功能失常，小腹痛、尿血或小便短赤：未时取小海，非未时取阳谷或腕骨为主，配小肠俞、水分、关元、下巨虚，用泻法，留针20～30分钟，以清热止痛、分利清浊。

寒邪伤及小肠，泌别功能失常，肠鸣、泄泻、小腹痛、疝气：申时取后溪为主，配天枢、关元、水道、下巨虚，用热补法或灸10～20分钟，以温经散寒、和肠止痛。

心和小肠相表里，如心火过亢，移热于小肠，小便短赤、灼痛、尿血：取神门为主，配支正、关元，用凉泻法，留针10～20分钟，少冲点刺出血，以清心泻热、利尿通便。

小肠有热，引起心火亢盛，心中烦热、口舌糜烂：取腕骨为主，配天容、通里，用泻法，留针20～30分钟。少泽点刺出血，以清热降火、养阴除烦。

7. 膀胱的主要功能是储藏与排泄尿液 热邪侵及膀胱，气化失利，小便癃闭不通：申时取束骨，非申时取通谷为主，配中极、膀胱俞、秩边，用凉泻法，留针10～20分钟，以清热利尿、疏调膀胱。

膀胱气化不足，失去约束能力，遗尿或尿频：酉时取至阴为主，配中极、阴谷、三阴交，用补法或灸10～20分钟，以培补肾气、约束膀胱。

8. 肾的主要功能是主水和藏精 肾的气化功能失常，水液代谢障碍，小便不利、水肿：戌时取复溜，非戌时取阴谷为主，配肾俞、中极，用热补法，留针10～20分钟，以培元益肾、温阳利尿。

肾水不足，口热咽干，心烦、咳血：戌时取复溜为主，配照海、然谷、神封，用补法，列缺，用泻法，以清热保津、滋阴固肾。

肾阳虚，藏精的功能失调，遗精阳痿、形寒肢冷、腰痛腿软：戌时取复溜为主，配肾俞、上髎、京门、关元、三阴交，用补法，留针10～20分钟，以温肾壮阳、培元固本。

第一章 子午流注

肾与膀胱相表里，如肾气不足，不能固摄精液，遗尿或尿失禁：取太溪、京骨为主，配中极、飞扬，用补法或灸10～20分钟，以温肾纳气、培元摄精。

9. 心包络的主要功能是代心行事　热邪内陷，痰蒙心包，意识模糊，神昏谵语：戌时取大陵，非戌时取劳宫为主，配曲泽、内关，用泻法，以清热开窍、宁心醒神。

心气虚损，心悸胸闷、心痛气短：亥时取中冲为主，配膻中、厥阴俞、间使，用补法，留针10～20分钟，以养心安神、理气止痛。

10. 三焦的主要功能是气化和通调水道　湿热侵及三焦，气化失常，水道不利，水液潴留，肌肤肿胀、气逆腹胀，小便不通：亥时取天井，非亥时取支沟为主，配三焦俞、石门、委阳，用凉泻法，留针20～30分钟，以清热利尿、疏调三焦。

热邪上攻，暴聋、耳后及颊、喉肿痛：亥时取天井，非亥时取支沟为主，配液门、翳风，耳门，用凉泻法，留针20～30分钟，以清热降逆、开窍聪耳。

心包与三焦相表里，如热邪侵及三焦，深入心包，神昏谵语、昏迷不醒或夜热不眠：取大陵、阳池为主，配内关透外关、厥阴俞、三焦俞，用凉泻法，留针10～20分钟，关冲，点刺出血，以清心开窍、泻热养阴。

11. 胆的主要功能是贮藏与输出胆汁　湿热侵及胆腑，输出的功能失常，口苦、咽干、偏头痛、眩晕、胁肋胀满、疼痛：子时取阳辅，非子时取丘墟为主，配风池、瞳子髎、头维、日月，用凉泻法，留针20～30分钟，以清热利湿、疏经泻胆。

胆虚，胆怯惊恐，虚烦不眠：丑时取侠溪为主，配风池、百会、照海，用补法，留针20～30分钟，以疏经壮胆、健脑安神。

12. 肝的主要功能是藏血、主筋和主疏泄 肝藏血的功能虚衰，血不养肝而生风，眩晕、抽搐、震颤、拘挛：丑时取行间为主，非丑时取大敦为主，配肝俞、三阴交、合谷、间使，用平补平泻法，留针20～30分钟，以养血熄风、平肝安神。

肝气郁结不舒，胸胁胀闷、善太息，精神不畅、喉中梗塞：丑时取行间为主，配肝俞、期门、阳溪，用平补平泻法，留针10～20分钟，以理气活血、疏肝解郁。

肝阳上扰，头痛、眩晕、目赤肿痛、烦躁易怒：丑时取行间为主，配风池、瞳子髎、神门、大敦，用泻法，留针10～20分钟，以清泻胆火、滋阴潜阳。

寒湿侵及肝经，少腹冷痛、疝气、睾丸偏坠、胀痛：寅时取曲泉为主，非寅时取大敦为主，配四满，用补法或灸10～20分钟，以散寒利湿、温经止痛。

肝与胆相表里，如湿热伤肝，疏泻功能失常，薰蒸胆汁外溢，口苦、胁痛、黄疸：取太冲、丘墟为主，配肝俞、胆俞、期门、日月、中脘、阳陵泉、蠡沟，用泻法，留针20～30分钟，以清热利湿、疏调肝胆。

肾气不足，不能摄纳肺所吸之气，气喘、气急、呼吸困难、不得睡卧：取太溪、太渊为主，配百劳、肺俞、

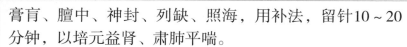

膏肓、膻中、神封、列缺、照海，用补法，留针10～20分钟，以培元益肾、肃肺平喘。

肝的疏泄功能失常，影响脾胃的升降、运化，形成肝胃不和或脾胃不和，气郁不舒、胸胁痞满、食欲不振、食后腹胀：取太冲、太白、冲阳为主，配肝俞、脾俞、胃俞、中脘、期门、足三里、三阴交，用平补平泻法，留针10～20分钟，以疏肝理气、健脾和胃。

以上举的十二经脏腑经络辨证候时支取穴法，是按虚证候时补本经之"母穴"，以扶其正气，实证候时泻本经之"子穴"，以祛其邪气。如补、泻时辰已过，或不虚不实之证，则取本经之原穴或本穴，虚证用补法或灸法；实证用泻法或放血法；配穴多为俞、募穴及与病证有关的其他腧穴治疗。

三、医案举例

1. 消化不良 患者孟××，男，2岁，成县182地质队家属。因饮食逐渐减少1个月，于1975年3月30日初诊。缘去年7月患儿因食积消化不良，经扎针治愈。今年春节开始又不想吃，食量减少，逐渐消瘦，有时发烧、吐食，每天腹泻3～5次，便内有奶块和不消化食物，现在不吃食已5天。检查：体温38℃，面色苍白，精神不振。血常规：血红蛋白10g/L，白细胞18 850/ml，中性32%，淋巴63%，单核1%，嗜酸3%，嗜碱1%。印堂部有青脉，舌净无苔，鼻孔干、红，指纹紫色通过风、气关，腹部膨胀如鼓，脉细数，140次/分。西医诊断为消化不良，中医辨证系食积内热，胃肠运化失常所致。采用清热养阴、疏调胃肠之法主治。上午8时许（辰时）先取厉兑为主，配三关纹点刺出血，中脘、天枢用泻法点刺，针治1次，腹胀减轻，饮食增加。以后隔日1次，按辰时先取厉兑，非辰时先取足三里为主，配穴手法同前，针治3次，症状消失，检查恢复正常，即停诊。6月30日随访，情况良好。（郑俊朋整理）

2. 胃溃疡　患者王××，男，45岁，于1973年9月29日初诊。患者1971年5月发现胃痛，嗳气吞酸，饮食逐渐减少。现在每天食量不足半斤，身体逐渐虚弱，疲乏无力，恶寒喜温，在本院钡餐透视诊断为胃溃疡。检查所见：巨阙、中脘处有明显压痛，舌苔薄白，脉弱，中医辨证系虚寒性胃痛。巳时取解溪，配中脘，用补法，留针30分钟，以温中散寒，胃痛即止。第五天胃痛复发，又来就诊，因流注时间已过，则用补法针足三里（胃经本穴），配中脘，留针30分钟，胃痛又止。以后约患者每日巳时来就诊，仍取解溪，配中脘，留针30分钟，治疗1个月即愈。

3. 胃下垂　患者花××，女，32岁，成县182地质队家属，因胃脘胀痛3年，于1974年5月18日来我院治疗。缘1966年时有吞酸、嗳气等症，1971年1月开始胃痛腹胀，口苦、吐酸水、饮食逐渐减少，现在食量一天不足四两，走路时腹部坠痛，身体逐渐虚弱，疲乏无力。X线钡餐检查：胃小弯在髂骨嵴联线下4cm，十二指肠球部0.5cm×0.5cm龛影。舌苔白腻，脉沉细而缓，腹部膨胀，上腹部有压痛。中医辨证系中气不足，胃中虚寒所致。采用补中益气、温中散寒之法主治。上午10时（巳时）先取足三里为主，配中脘、梁门、天枢、气海、公孙、内关、脾俞、胃俞，用热补法。以后每次来诊，都先取足三里为主，配穴手法同前。治疗到5月23日，针治5次时，胃即不痛；治疗到6月30日，针达30次时，症状基本消失，饮食增加，X线钡餐检查，胃小弯在髂骨嵴联线上1cm，十二指肠球部溃疡病灶已消失，治愈停诊。9月20日复查，胃位置正常。（郑俊朋整理）

4. 第五腰椎压缩性骨折、截瘫 患者苏××，男，10岁，成县北关小学学生，因双下肢不能活动1个月，于1977年10月18日住院。缘9月22日不慎从高墙摔下，第二天发现腿痛，第三天双下肢浮肿，不能行走，小便不下，导尿2次，无效而住院。检查：双下肢不能屈伸活动，浮肿，以两足为甚，两腿不能举动，感觉、痛觉障碍，膝反射消失，提睾反射消失，第三、四腰椎压痛明显，X线拍片提示：第五腰椎压缩性骨折。心率96次/分，心律不整，强弱不等，呼吸音粗糙，未闻及干湿性啰音，腹部膨胀，叩诊呈鼓音，肝脾未触及，大小便失禁，用力按压腹部时能排尿。体温38.9℃，血常规：白细胞9500/ml，中性56%，淋巴40%，嗜酸4%。舌苔薄白，脉数。西医诊断为第五腰椎压缩性骨折、截瘫，中医辨证系筋骨受损、瘀血停留所致，采用活血化瘀、疏通经络、固肾培元之法主治。下午8时（戌时）先取复溜为主，配肾俞、关元俞、秩边、环跳、风市、梁丘、足三里，用补法，留针20分钟，针治1次，下肢能活动。以后每次戌时先取复溜，非戌时先取阴谷、太溪为主，配穴手法同前，治疗到10月26日，针达6次时，扶持能走数步，则加志室、血海、三阴交，仍按上述方法；治疗到11月2日，针达13次时，不用扶持自己能走50m远、能站立3～4分钟，大小便白天能控制；治疗到11月8日，针达19次时，症状基本消失，自己能走100～200m远而出院。出院后自己到门诊治疗到12月10日共计39次时，完全恢复正常而停诊。1978年3月15日随访，情况良好。

5. 左上肢血管运动失调、气锤手 患者祝××，男，20岁，某部队战士，因左手麻木无力半年，于1972年11月3日初诊。患者系工程兵风枪手，今年3月间发现左手肿胀、麻木无力、发紫发凉、颈背部疼痛，手不能握物，不能端碗、感觉障碍，有时掉了碗也无知觉。但上肢和手指无酸痛感，而转来我院。检查：两侧颈、颞动脉搏动相等，两臂上举时动脉搏动左侧弱。左手由支沟至手指肿胀色紫红，皮温低（冰冷），肌力较弱、握力差，手腕至手指尖感觉减退明显，触觉和痛觉减退。西医诊断为左上肢血管运动失调、左手气锤手。中医辨证为风寒侵及经络，气血瘀阻所致。采用祛风散寒、疏经活络之法主治。上午8时许（辰时），取曲池为主，配四渎、外关、阳池、腕骨、八邪，用烧山火法，留针20分钟。以后每日1次，辰时先取曲池，非辰时取商阳或合谷为主，配穴手法同前，治疗到11月27日，针达21次时，左手肿胀渐消，皮色变红，皮温好转，握力增加；治疗到12月15日，针达32次时，左手肿胀基本消失，皮温基

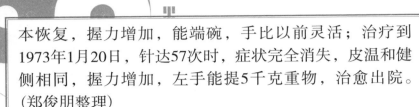

本恢复，握力增加，能端碗，手比以前灵活；治疗到1973年1月20日，针达57次时，症状完全消失，皮温和健侧相同，握力增加，左手能提5千克重物，治愈出院。（郑俊朋整理）

6. 面肌痉挛 患者陈××，女，34岁，成县陈院小学老师，因左侧面部及眼睑抽动28天，于1980年4月28日初诊。缘1976年患左面神经麻痹，经针灸治愈，20多天前的一个晚上，睡时被风吹了左侧头面部，第二天发现左侧面部牵及左眼睑抽动，有时跳动，以每天早晨10点前后最剧，左嘴角和眼睑麻木，不停地抽动，头晕，不能睁眼。检查：左上、下眼睑和嘴角阵发性痉挛，左面部皱纹少，皱眉时明显，左鼻唇沟变浅，色青紫，闭口时口角向右歪斜，承泣至巨髎穴处明显压痛拒按，舌质紫，苔薄白，脉弦滑，心率82次/分，西医诊断为面肌痉挛，中医辨证系风寒侵及手阳明经筋，经络阻塞所致。采用祛风风散寒、疏筋活络之法主治。28日上午10时（巳时），取足三里为主，配三阴交、合谷、风池、地仓、颊车用烧山火手法，留针1小时，针后痉挛和头晕减轻。每日按上述方法针治1次，治疗到5月15日，针达14次时，头晕停止，承泣至巨髎穴处之压痛和痉挛基本消失，为了观察疗效，每星期针治1次；治疗到6月2日，共针治17次即愈。10月7日随访，完全恢复正常。

7. 链霉素中毒性耳聋 患者魏××，男，44岁，甘肃省百货公司汽车司机，因听力突然减退11天，于1983年8月13日初诊。缘1983年8月1日去武威出差右耳突然疼痛，在武威某医院诊断为急性卡他性中耳炎，经用青链霉素2天，病情加重，出现耳鸣，听力减退，8月4日回兰州在×医院检查，又发现鼻中隔穿孔，继续注射青链霉素8天，做耳咽管通气术5次，右耳即不痛，但耳鸣、耳聋加剧；8月11日去省×医院因无特效方法，于13日转来我院。五官科检查：右外耳道内有少量油剂，鼓膜充血，鲜红色、水肿，光锥消失，活动好，轻度内陷，未见明显穿孔。音叉试验：右耳感受性听力下降，左耳气导略差；电测听检查：右耳骨导1500～3000赫兹（Hz）时，给左耳加噪声50分贝（dB），左侧轻度耳聋，右侧重度耳聋。鼻黏膜充血，中隔大穿孔。中医检查：两耳聋，对面说话听不见，自觉如站在电线杆旁边一样耳内嗡嗡作响，但听不到外界任何声音，舌质红，苔黄厚，脉弦滑，心率80次/分。辨证：风热外侵、胆火上扰，蒙闭清窍所致。采用祛风清热、疏泻肝胆、开窍聪耳之法主治。下午5时许（酉时），先取支沟为主，配风池，用凉泻法，使凉感传到前额、百会、听宫、翳风，使头部、耳内有凉感，留针30分钟。按上述方法治疗到8月23日，针达10次时，听力逐渐好转，已能听到对面的说话声和电视机的响声，以后改为每周针治3次；治疗到10月30日，共针治35次，听力恢复正常。1984年12月18日随访，复查情况良好。

8. 慢性肥大性鼻炎　患者马××，男，11岁，成县182地质队学生，因鼻子不通气5年，于1975年4月10日初诊。缘1970年患感冒后，经常鼻流清涕，鼻不通气。检查：双侧鼻孔不通气，双侧鼻腔黏膜中度充血，少量黏液性分泌物，双侧鼻下甲重度肥大、充血，触及鼻中隔。面色苍白，苔薄白，脉浮稍数，西医诊断为慢性肥大性鼻炎，中医辨证系湿热郁滞、阻塞鼻窍。采用清热利湿、通关开窍之法主治。上午6时许（卯时），先取二间为主，配攒竹、上迎香、迎香，用泻法，留针10分钟，针后鼻子即通气。以后隔日1次，按卯时先取二间，非卯时先取合谷为主，配穴手法同前。针治10次鼻涕减少，鼻黏膜充血减轻；治疗到7月7日，针达30次时，治愈停诊。1975年12月12日随访，完全恢复正常，未复发。

第三节　日（天）干子午流注

日（天）干子午流注，亦称纳甲法、纳干法，是根据每日气血输注十二经天干时辰开穴的原则，进行配穴治病的方法。《素问·藏气法时论》篇说"肝主春，足厥阴、少阳主主治，其日甲乙，……心主夏，手少阴、太阳主治，其日丙丁，……脾主长夏，足太阴、阳明主治，其日戊己，……肺主秋，手太阴、阳明主治，其日庚辛，……肾主冬，足少阴、太阳主治，其日壬癸。"这是日干子午流注最早的记载。传说南朝徐文伯著过《子午流注逐日按时定穴歌》。金代何若愚著的《子午流注针经》、窦汉卿著的《针经指南》都提倡"日干子午流注"，明代徐凤著的《针灸大全》将何氏《子午流注针经》内的"流注经络井荥图"的十二图缩减为十图，并编著了《子午流注逐日按时定穴诀》，至今仍为针灸医家广泛应用。

日干子午流注有三种取穴法：一种是按值日经的天干，每日分配一经在这一天内开取该经自起点至终点的任何腧穴，都可治疗该经的病症。例如，胆经病，甲日一天不论什么时辰，都可开取胆经从瞳子髎至窍阴的所有腧穴治疗。其他天干值日经亦依此类推。另一种是按时的天干，在这个天干时辰内，开取该经的五俞穴中的任何一个腧穴，都可治疗该经的病症。例如，肝经病，不论日的天干如何，只要乙时，都可开取肝经大敦、行间、太冲、中封、曲泉五俞穴中的任何一个腧穴治疗。其他时辰的天干亦依此类推。现在使用以上两种方法的较少。再一种是按天干值日经，逢时开取值日经的井穴、下一个时辰按阳日阳时阳经穴、阴日阴时阴经穴和"经生经"、"穴生穴"的原则开穴，逢俞过原，最后阳日气纳三焦，阴日血归包络……这就是何若愚氏"流注经络井荥图"和徐凤氏"子午流注逐日按时定穴诀"按时取穴治病的方法。现在使用这种方法的较多，兹将何、徐二氏的取穴方法分述如下：

一、何氏流注经络井荥图

1. 足少阳胆之经

甲日：甲与己合，胆引气行。

甲日甲戌时胆为井金（窍阴），丙子时小肠为荥水（前谷），戊寅时胃为俞木（陷谷），并过本原丘墟穴，木原在寅，庚辰时大肠为经火（阳溪），壬午时膀胱为合土（委中），甲申时气纳三焦，谓诸甲合还原化本。

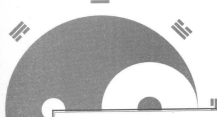

2. 足厥阴肝之经

乙日：乙与庚合，肝引血行。

乙日乙酉时肝为井木（大敦），丁亥时心为荥火（少府），己丑时脾为俞土（太白），辛卯时肺为经金（经渠），癸巳时肾为合水（阴谷），乙未血纳包络。

3. 手太阳小肠之经

丙日：丙与辛合，小肠引气行。

丙日丙申时小肠为井金（少泽），戊戌时胃为荥水（内庭），庚子时大肠为俞木（三间），并过本原腕骨穴，故火原在子。壬寅时膀胱为经火（昆仑），甲辰时胆为合土（阳陵泉），丙午时气纳三焦。

4. 手少阴心之经

丁日：丁与壬合，心引血行。

丁日丁未时心为井木（少冲），己酉时脾为荥火（大都），辛亥时肺为俞土（太渊），癸丑时肾为经金（复溜），乙卯时肝为合水（曲泉），丁巳时血纳包络。

5. 足阳明胃之经

戊日：戊与癸合，胃引气行。

戊日戊午时胃为井金（厉兑），庚申时大肠为荥水（二间），壬戌时膀胱为俞木（束骨），并过本原冲阳穴，故土原在戌，甲子时胆为经火（阳辅），丙寅时小肠为合土（小海），戊辰时气纳三焦。

6. 足太阴脾之经

己日：甲与己合，脾引血行。

己日己巳时脾为井木（隐白），辛未时肺为荥火（鱼际），癸酉时肾为俞土（太溪），乙亥时肝为经金（中封），丁丑时心为合水（少海），已卯时血纳包络。

7. 手阳明大肠之经

庚日：庚与乙合，大肠引气行。

庚日庚辰时大肠为井金（商阳），壬午时膀胱为荥水（通谷），甲申时胆为俞木（临泣），并过本原合谷穴，金原在申也，丙戌时小肠为经火（阳谷），戊子时胃为合土（三里），庚寅时气纳三焦。

8. 手太阴肺之经

辛日：丙与辛合，肺引血行。

辛日辛卯时肺为井木（少商），癸巳时肾为荥火（然谷），乙未时肝为俞土（太冲），丁酉时心为经金（灵道），己亥时脾为合水（阴陵泉），辛丑时血纳包络。

9. 足太阳膀胱之经

壬日：丁与壬合，膀胱引气行。

壬日壬寅时膀胱为井金（至阴），甲辰时胆为荥水（侠溪），丙午时小肠为俞木（后溪），并过本原京骨穴，水原在午，水入火乡，故壬、子午相交也。戊申时胃为经火（解溪），庚戌时大肠合土（曲池），壬子时气纳三焦，还原化本。

10. 手少阳三焦之经

三焦与包络合为表里。

壬子时三焦关冲为井金，甲寅时为荥水（液门）；丙辰时为俞木（中渚），并过本原阳池；戊午时为经火（支沟），庚申时为合土（天井），壬戌时气入行。

11. 手厥阴心主包络之经

心主与三焦为表里。

癸丑时包络为井木（中冲），乙卯时为荥火（劳宫），丁巳时为俞土（大陵），己未时为经金（间使），辛酉时为合水（曲泽）。

12. 足少阴肾之经

癸日：戊与癸合，肾引血行。

癸日癸亥时肾为井木（涌泉），乙丑时肝为荥火（行间），丁卯时心为俞土（神门），己巳时脾为经金（商丘），辛未时肺为合水（尺泽），癸本时血纳包络。

上述十二个"开穴图"摘自金·何若愚撰、闫明广注的《子午流注针经》。该书只言在每日阳干重见时气纳三焦、阴干重见时血纳包络，没有关于纳甲法具体纳何穴的记载。但明代医家汪机在《针灸问对》中记载了何若愚有关纳甲法具体纳穴的论述。该书说："南唐何若愚谓三焦是阳气之父，包络是阴血之母……胆属足少阳阳木，故甲日甲戌时胆引气出窍阴……至甲申时，气纳三焦之关冲、液门、中渚、阳池、支沟、天井。肝属足厥阴乙木，故乙日乙酉时，肝引血出大敦……至乙未时，血纳包络之中冲、劳宫、大陵、间使、曲泽……"一直到癸日，都详细说明了日干重见时阳经气纳三焦六穴、阴经血纳包络五穴的方法。这种方法，比徐氏子午流注早，纳穴较多，可以补充每日开穴之不足。说理比较透，也有临证实用价值。但流传面较窄，使用的较少。"徐氏子午流注逐日按时定穴诀"，徐凤纳穴方法也以歌诀形式流传下来，杨继洲著的《针灸大成》又有转载，所以流传面广，至今仍被针灸医学界人士广泛应用。

二、徐氏十二经纳天干歌

甲胆乙肝丙小肠，丁心戊胃己脾乡，

庚属大肠辛属肺，壬属膀胱癸肾脏，

三焦亦向壬中寄，包络同归入癸方。

按：此歌是经络运行气血的流注日期，也称"天干值日经"。即甲、乙、丙、丁、戊、己、庚、辛、壬、癸十个天干，由胆、肝、小肠、心、胃、脾、大肠、肺、膀胱、肾十经，每日一经，轮流十日，周而复始。将心包络和三焦二经，分配到每日按时纳穴，壬日过原时，兼过三焦经穴阳池；癸日过原时，兼过心包络经原穴大陵（表6）。

表6　天干值日经

经脉	胆	肝	小肠	心	胃	脾	大肠	肺	膀胱	肾
天干日	甲日	乙日	丙日	丁日	戊日	己日	庚日	辛日	壬日	癸日
说明	阳日纳三焦经穴 阴日纳心包经穴					壬日兼过三焦经原穴 癸日兼过心包经原穴				

轮到的"值日经"（即甲日胆、乙日肝经等）先按时开穴，下一个时辰再继续按次序开穴。开第一个穴位"时的天干"，必须是"日的天干"，第二日的最后纳穴天干，还必须是第一日的开穴天干；比如甲日甲时开了第一个井穴后，必须在第二天重见甲时，才能纳穴，所以

叫"日干重见"。开穴又按"阳日"、"阳时"开"阳经"穴，甲、丙、戊、庚、壬为"阳日"（单数为"阳干"），子、寅、辰、午、申、戌为"阳时"（单数为"阳支"），胆、小肠、胃、大肠、膀胱、三焦为"阳经"；"阴日"、"阴时"开"阴经"穴，乙、丁、己、辛、癸为"阴日"（双数为"阴干"），丑、卯、巳、未、酉、亥为"阴时"（双数为"阴支"），肝、心、脾、肺、肾、心包络为"阴经"。亦即阳干注腑，阴干注脏。阳日遇阴时不开阳经穴，阴日遇阳时不开阴经穴，在不开穴时即为闭（得时谓之开，失时谓之闭，开时气血正旺，闭时气血渐衰），闭则按当日天干找相合者取之（如甲与己合、乙与庚合、丙与辛合、丁与壬合、戊与癸合）。凡按时所开的穴皆为主穴，先针灸之，配用其他穴位则为客穴，后针灸之，所以说治病以开穴为主。开穴规律：是根据"经生经"、"穴生穴"的原则，先按日、时天干开"值日经"的井穴，下一个时辰开"值日经"的相生经（如"值日经"属木，属火的经即为相生经）荥穴、俞穴，每逢过原，同时开值日经的原穴，即"返本还原"（阴经无原，以俞穴代之），然后仍按"经生经"、"穴生穴"的原则，继续开经穴、合穴。阳经值日引气行，开穴完了，最后气纳三焦，纳本经所属"五行"之母穴。由于三焦为阳气之父，按"他生我"的规律（他指三焦经五俞穴，我指值日经）开取三焦经腧穴（如胆经属木，即纳三焦经属水的穴），阴经值日引血行，开穴完了，最后血纳心包络，纳本经所属"五行"之子穴。由于心包络为阴血之母，按"我生他"的规律（我指值日经，他指心包络经五俞穴）开取心包络经腧穴（如肝经属木，即纳心包属火的穴）；它的第二日纳穴时的天干，还必须是第一天的开穴天干。（表7、8）

表7　甲胆值日主气

时辰	甲戌	乙亥	丙子	丁丑	戊寅	己卯	庚辰	辛巳	壬午	癸未	甲申	（日干重见）
经脉	胆	闭	小肠	闭	胃	闭	大肠	闭	膀胱	闭	三焦	（气纳三焦）
五行	木		火		土		金		水		水	
五俞	井		荥		俞		经		合		纳	
穴位	窍阴		前谷		陷谷		阳溪		委中		液门	（他生我）
过原	戊寅时过（开）丘墟，为返本还原											

表8　乙肝值日主血

时辰	乙酉	丙戌	丁亥	戊子	己丑	庚寅	辛卯	壬辰	癸巳	甲午	乙未	（日干重见）
经脉	肝	闭	心	闭	脾	闭	肺	闭	肾	闭	心包	（血归包络）
五行	木		火		土		金		水		火	
五俞	井		荥		俞		经		合		纳	
穴位	大敦		少府		太白		经渠		阴谷		劳宫	（我生他）
过原	己丑时过（开）太冲，为返本还原											

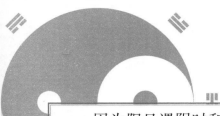

因为阳日遇阴时和阴日遇阳时不开穴，故又有甲与己合的取穴法。此法亦称夫妻合（互）用法，夫代表阳经与阳日，妻代表阴经与阴日。这个规律是：甲日用己日的穴，乙日用庚日的穴，丙日用辛日的穴，丁日用壬日的穴，戊日用癸日的穴。这叫作刚柔相配，或称五门十变或称夫妻经穴合用。虽然有以上两个规律，但也不是每个时辰都有开穴。所以《针灸大成》又有"如遇有急症，夫闭针其妻，妻闭针其夫，母闭针其子，子闭针其母"的记载。因为有的时辰，各书都没开穴，所以对这些时辰的补充腧穴，各家也是不一致的。笔者学的补穴方法如下：

1. 根据时辰的天干，决定开穴的经脉 即甲时胆，乙时肝，丙时小肠，丁时心，戊时胃，己时脾，庚时大肠，辛时肺，壬时膀胱，癸时肾经（表9）。

表9　按时辰天干补经脉

天干	甲	乙	丙	丁	戊	己	庚	辛	壬	癸
经脉	胆	肝	小肠	心	胃	脾	大肠	肺	膀胱	肾

2. 根据时辰的地支，增补穴位 阳经按阳时补穴，即子补井，寅补荥，辰补俞，午补经，申补合，戌纳原；阴经按阴时补穴，即丑补井，卯补荥，巳补俞，未补经，酉补合，亥纳原（表10）。

表10 按时辰地支补穴位						
阳经阳时	子	寅	辰	午	申	戌
阴经阴时	丑	卯	巳	未	酉	亥
五俞穴	井	荥	俞	经	合	原

以上补穴，是按阴阳经脉、阴阳时辰规定的补穴规律。这样，闭穴的时辰就有了开穴，也就是所有的时辰都有了开穴，解决了过去闭时无开穴之弊。但也常配用和病症有关的其他穴位施治。

三、徐氏子午流注逐日按时定穴诀

1. 甲日戌时胆窍阴，丙子时中前谷荥，
   戊寅陷谷阳明俞，返本丘墟木在寅。
   庚辰经注阳溪穴，壬午膀胱委中寻，
   甲申时纳三焦水，荥合天干取液门。

2. 乙日酉时肝大敦，丁亥时荥少府心，
   己丑太白太冲穴，辛卯经渠是肺经，
   癸巳肾宫阴谷合，乙未劳宫火穴荥。

3. 丙日申时少泽当，戊戌内庭治胀康，
   庚子时在三间俞，本原腕骨可祛黄，
   壬寅经火昆仑上，甲辰阳陵泉合长，
   丙午时受三焦木，中渚之中仔细详。

4. 丁日未时心少冲，己酉大都脾土逢，
   辛亥太渊神门穴，癸丑复溜肾经通，
   乙卯肝经曲泉合，丁巳包络大陵中。

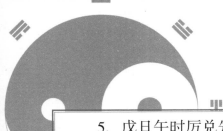

5. 戊日午时厉兑先，庚申荥穴二间迁，
   壬戌膀胱寻束骨，冲阳土穴必还原，
   甲子胆经阳辅是，丙寅小海穴安然，
   戊辰气纳三焦脉，经穴支沟刺必痊。

6. 己日巳时隐白始，辛未时中鱼际取，
   癸酉太溪太白原，乙亥中封内踝比，
   丁丑时合少海心，己卯间使包络止。

7. 庚日辰时商阳居，壬午膀胱通谷之，
   甲申临泣为俞木，合谷金原返本归，
   丙戌小肠阳谷火，戊子时居三里宜，
   庚寅气纳三焦合，天井之中不用疑。

8. 辛日卯时少商本，癸巳然谷何须忖，
   乙未太冲原太渊，丁酉心经灵道引，
   己亥脾合阴陵泉，辛丑曲泽包络准。

9. 壬日寅时起至阴，甲辰胆脉侠溪荥，
   丙午小肠后溪俞，返本京骨本原寻，
   三焦寄有阳池穴，返本还原似嫡亲，
   戊申时注解溪胃，大肠庚戌曲池真，
   壬子气纳三焦寄，井穴关冲一片金，
   关冲属金壬属水，子母相生恩义深。

10. 癸日亥时井涌泉，乙丑行间穴必然，
    丁卯俞穴神门是，本寻肾水太溪原，
    包络大陵原并过，己巳商丘内踝边，
    辛未肺经合尺泽，癸酉中冲包络连，
    子午截时安定穴，留传后学莫忘言。

四、徐氏子午流注日时开穴图

甲日 足少阳胆经，甲主，与己合，胆引气行。

甲戌时开胆井金（窍阴），丙子时小肠荥水（前谷），戊寅时胃俞木（陷谷），并过胆原（丘墟），庚辰时大肠经火（阳溪），壬午时膀胱合土（委中），甲申时气纳三焦荥水（液门）。

乙日 足厥阴肝经，乙主，与庚合，肝引血行。

乙酉时开肝井木（大敦），丁亥时心荥火（少府），己丑时脾俞土（太白），并过肝原（太冲），辛卯时肺经金（经渠），癸巳时肾合水（阴谷），乙未时血纳心包络荥火（劳宫）。

丙日 手太阳小肠经，丙主，与辛合，小肠引气行。

丙申时开小肠井金（少泽），戊戌时胃荥水（内庭），庚子时大肠俞木（三间），并过小肠经原（腕骨），壬寅时膀胱经火（昆仑），甲辰时胆合土（阳陵泉），丙午时气纳三焦俞木（中渚）。

丁日 手少阴心经，丁主，与壬合，心引血行。

丁未时开心井木（少冲），己酉时脾荥水（大都）、辛亥时肺俞土（太渊），并过心原（神门），癸丑时肾经金（复溜），乙卯时肝合水（曲泉），丁巳时血纳心包络俞土（大陵）。

戊日 足阳明胃经，戊主，与癸合，胃引气行。

戊午时开胃井金（厉兑），庚申时大肠荥水（二间），壬戌时膀胱俞木（束骨），并过胃原（冲阳），甲子时胆经火（阳辅），丙寅时小肠合土（小海），戊辰时气纳三

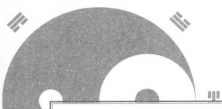

焦经火（支沟）。

己日 足太阴脾经，己主，与甲合，脾引血行。

己巳时开脾井木（隐白），辛未时肺荥火（鱼际），癸酉时肾俞土（太溪），并过脾原（太白），乙亥时肝经金（中封），丁丑时心合水（少海），己卯时血纳心包络经金（间使）。

庚日 手阳明大肠经，庚主，与乙合，大肠引气行。

庚辰时开大肠井金（商阳），壬午时膀胱荥水（通谷），甲申时胆俞木（临泣），并过大肠原（合谷），丙戌时小肠经火（阳谷），戊子时胃合土（足三里），庚寅时气纳三焦合土（天井）。

辛日 手太阴肺经，辛主，与丙合，肺引血行。

辛卯时开肺井木（少商），癸巳时肾荥火（然谷），乙未时肝俞土（太冲），并过肺原（太渊），丁酉时心经金（灵道），己亥时脾合水（阴陵泉），辛丑时血纳心包络合水（曲泽）。

壬日 足太阳膀胱经，壬主，与丁合，膀胱引气行。

壬寅时开膀胱井金（至阴），甲辰时胆荥水（侠溪），丙午时小肠俞木（后溪），并过膀胱原（京骨），兼过三焦原（阳池），戊申时胃经火（解溪），庚戌时大肠合土（曲池），壬子时气纳三焦井金（关冲）。

癸日 足少阴肾经，癸主，与戊合，肾引血行。

癸亥时开肾井木（涌泉），乙丑时肝荥火（行间），丁卯时心俞土（神门），并过肾原（太溪），兼过心包络原（大陵），己巳时脾经金（商丘），辛未时肺合水（尺泽），癸酉时血纳心包络井木（中冲）。

五、脏腑经络辨证按日干取穴

胆火风阳，循经上扰偏头痛，头痛如裂，面赤口苦：甲日甲戌时取窍阴，配风池、头维、额厌，用泻法，留针20～30分钟，以祛风风降逆、疏经止痛。

肝失条达、情志郁结，两胁胀痛，胸闷不舒，饮食减少、脉弦：乙日乙酉时取大敦，配期门、肝俞、行间，用平补平泻法，留针20～30分钟，以理气活血、舒肝止痛。

小肠受寒，小腹痛，牵及睾丸肿大冷痛，小便不利：丙日丙申时取少泽，配关元、四满、三阴交、大敦，灸10～20分钟，以温经散寒、消肿止痛。

心血不足、胆怯受惊，心悸易怒，多梦易醒：丁日丁未时取少冲或辛亥时取神门，配心俞、巨阙，用补法，留针10～20分钟，以养血宁心、镇惊安神。

胃气素虚、再受寒邪，胃脘痛、食难消化、形寒怕冷、时吐清水：戊日戊午时取厉兑或壬戌时取冲阳，配胃俞、中脘、足三里，用补法或灸10～20分钟，以温中散寒、和胃止痛。

脾失健运、不能散精，不思饮食、大便溏泻、神疲肢软：己日己巳时取隐白或癸酉时取太白，配脾俞、气海、腰俞、会阳，用补法或灸10～20分钟，以健脾助运、温固下元。

大肠传导失职，湿热相搏、腑气受损，大便脓血、腹痛、里急后重：庚日庚辰时取商阳或甲申时取合谷，

第一章 子午流注

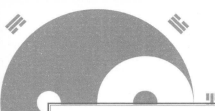

配中脘、天枢、曲池、大肠俞，用泻法，留针20～30分钟，以清热利湿、通调大肠。

痰饮伏肺、风寒外袭，哮喘，喘急胸闷、呼吸急促、喉间哮鸣、张口抬肩、咳吐稀痰、形寒无汗：辛日辛卯时取少商或乙未时取太渊，配肺俞、定喘、膻中、列缺，用烧山火手法，留针或灸10～20分钟，以发散风寒、宣肺平喘。

风寒之邪侵袭足太阳膀胱经，头项强痛、鼻塞目痛、腰脊冷痛、发热恶寒：壬日壬寅时取至阴或丙午时取京骨、后溪，配天柱、风门、大椎、攒竹，用烧山火手法，以发散风寒、疏调膀胱。

惊恐伤肾、精气空虚，遗精阳痿、阴茎痿软、不能勃起、神疲腰酸、头晕目眩：癸日癸亥时取涌泉，配太溪、肾俞、志室、命门、关元、三阴交、百会，用补法或灸10～20分钟，以补肾益气、培元固本。

六、医案举例

1. 高血压脑溢血　患者莫××，女，61岁，成县店村公社农民，因左半身不遂，失语8天，于1978年10月16日入院。

患者患高血压病两年余。8天前自觉头痛头晕，一天前在地里剥玉米，站起时即觉头晕而昏倒，不能说话，随即左侧上下肢不能活动，一直昏睡，在医疗站治疗无效而来住院。

检查：神志恍惚、语言不清、面红、瞳孔左略大于右，左侧鼻唇沟较右侧浅，伸舌偏向左侧，两肺有少量痰鸣音，呼吸深快，心尖部可闻及Ⅱ级收缩期吹风样杂音，心律齐，脉博60次/分，主动脉瓣第二音亢进，腹软，肝脾未触及，右侧上下肢能活动，但不灵活，左侧上下肢瘫痪，膝腱反射右侧正常，左侧减弱。未引出病理反射，体温36.6℃，血压210/116mmHg，血常规：白细胞总数19 600/ml，中性91%，淋巴9%；脑脊液呈血性。因患者口张不大，未看舌苔，脉弦有力。西医诊断为高血压病，脑溢血。中医辨证系肝风内动、气血上逆，导致脑血外溢。采用镇肝清火、熄风潜阳之法主治。

治疗：西医给吸氧，静脉滴注20%甘露醇250ml。静脉滴注10%葡萄糖500ml加抗血纤溶芳酸200mg。

针灸：16日下午2时许（辛亥日乙未时），取太冲为主，配十二井穴放血、双三阴交、丰隆，用泻法，留针20分钟，以平肝泻火、祛痰降逆。

10月17日二诊：神志清楚，反应迟钝，能说话，但声音低微，能进少量饮食，头痛，左侧上下肢活动仍不能自如，左手握力差，血压190/70mmHg，心率64次/分，苔黄腻，舌质淡红，脉弦数。

17日下午4时（壬子日戊申时）取解溪为主，配风池、百会、上廉泉、左曲池、合谷、环跳。治疗到10月20日五诊时，头痛大减，说话清楚，能进饮食，伸舌仍偏向左侧，两侧瞳孔等大，左鼻唇沟较右侧浅，左侧上肢和下肢能抬起，左手握力仍差，血压150/60mmHg，苔、脉同前，停用西药。仍先取开穴为主，配左肩髃、曲池、外关、合谷、环跳、风市、阳陵泉、足三里、悬钟，用平补平泻法，留针20分钟，以活血熄风，疏通经络。治疗到11月6日，又针12次时，患者头已不痛，精神好、饮食增加、两侧瞳孔等大，两侧鼻唇沟无明显差异，左手握力增加，能握住别人三指，左手能抬高至头，能步行，但左腿力量较差，迈步时抬不高。血压160/80mmHg，因患者要求出院。坚持到门诊针灸。按先取开穴为主，配穴、手法同前，针灸15次，病情基本恢复，即停诊。12月20日随访，患者恢复健康，左手能抬高过头，握力好，步行端正，能承担家务劳动。（孟昭敏整理）

2. 脑血栓形成　患者孔××，男，48岁，成县机关干部，因右侧偏瘫、失语两天于1979年4月19日入院。

患者患高血压病已20年，血压最高时达180/120mmHg，平时多为140/90mmHg，于1979年4月17日行走中突然发作，右侧肢体无力，说话不清4次，返家后又频繁发作4次，始终神清，偶有恶心，但不呕吐，每次发作持续时间几分钟至半小时（阵发性右侧抽动），随发作次数增加而间歇期缩短，持续期延长，病情继续发展至4月18日说话不清，右侧肢体完全不能活动而入院。检查：呼吸24次/分，脉博84次/分，血压180/120mmHg，甲状腺不大，意识清楚，颈部抵抗（－），克氏征（－），布氏征（－），拉塞格氏征（－），心率80次/分，心律齐，腹软，肝脾未触及，脊柱无压痛畸形；神经系统检查：瞳孔等圆、等大（左右3mm），位置正中，对光反射良好。眼球运动不受限，眼裂左右相等，鼻唇沟右侧浅，口角右低，发音不清，伸舌不能吐出、偏右，自主运动右侧丧失，肌张力右侧减弱，肌力右侧上下0°，左侧上下Ⅴ°，指鼻试验（－），快复试验（－），昂白氏征（－），跟膝试验（－），右侧浅感觉减退，腹壁反射左右上（＋＋）、中（＋＋）、下（＋＋），提睾反射左（＋＋）、右（＋＋），肱二头肌左（＋＋）、右（＋＋），肱三头肌左（＋＋）、右（＋），桡骨膜左（＋＋）、右（＋＋），膝反射左（＋＋）、右（＋＋），踝反射左（＋＋）、右（＋＋），霍夫曼氏征左（－）、右（－），巴彬斯基征左（－）、右（＋），却道克左（＋）、右（＋），高登左（－）、右（－），欧本海姆左（－）、右（－）。脑电图诊断：正常范围脑电图，血检查：胆固醇217mg/100ml，甘油三酯158mg/100ml，β-脂蛋白366/100ml，尿检：色淡黄、反应中性，糖定性阴性，蛋白定性（±），检查嗜酸性细胞计数22个/ml。

心电图：窦性心率，心电轴不偏，正常心电图，舌质紫、苔黄厚、脉弦数。西医诊断为脑血栓形成。中医辨证系气虚血瘀、经络受阻。采用补气活血、化瘀通络、祛风开窍之法主治。19日下午7时许（丙辰日戊戌时）取内庭为主，配风府、风池、上廉泉，不留针，右肩髃、曲池、手三里、外关、合谷、环跳、阳陵泉、足三里、悬钟，用平补平泻法，留针10分钟，起针后右腿即能动，能站立。治疗到4月23日下午4时（庚申日甲申时）取合谷为主，配穴和手法同前，针达3次时，两人扶着能行走。治疗到5月1日，针达10次时，右侧上下肢能屈伸，

第一章 子午流注

43

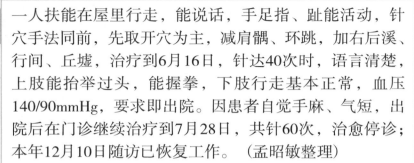

一人扶能在屋里行走，能说话，手足指、趾能活动，针穴手法同前，先取开穴为主，减肩髃、环跳，加右后溪、行间、丘墟，治疗到6月16日，针达40次时，语言清楚，上肢能抬举过头，能握拳，下肢行走基本正常，血压140/90mmHg，要求即出院。因患者自觉手麻、气短，出院后在门诊继续治疗到7月28日，共针60次，治愈停诊；本年12月10日随访已恢复工作。（孟昭敏整理）

3. **脑炎后遗症**　患者胡××，男，5岁，成县武家巷北泉三队社员，因聋哑和下肢不能活动18天，于1979年1月25日初诊。缘今年1月8日开始高烧住院，诊断为脑炎，经注射青、链霉素三天，高烧即退，但发现耳聋、暗哑，下肢不能站立，不能行走，经中西医药物治疗无效，而转针灸病房。检查：舌质红、无苔，脉细数，表情精神一般，大声说话听不见，在背后拍手听不见，下肢不能站立（扶着能站）、不能出步，但哭声正常。中医辨证系风邪犯脑、耗伤津液、神明不清所致。采用清热养阴、开窍醒神之法主治。1月25日上午8时（壬辰日甲辰时），先取侠溪为主，配风池、哑门、上廉泉、秩边、梁丘、血海、阳陵泉、绝骨，用泻法，不留针，针治一次后即可迈步。以后先针开穴为主，配穴手法同前，治疗到30日，针达4次时，即能说话，自己扶墙能走，但仍耳聋，30日上午8时（丁酉日甲辰时），先取阳陵泉为主，配穴手法同前，减风池、哑门、上廉，加听宫。治疗到2月14日，针达15次时，自己能走、能跑，听力恢复正常，即停诊。同年5月20日随访，完全恢复正常。

4. 血栓性静脉炎 患者张××，女，30岁，成县立新公社苇子沟农民，因左下肢肿痛、不能站立8天，于1980年1月14日转诊。患者因患宫外孕失血过多，急诊住院，1979年12月23日做宫外孕结扎手术后，第13天发现左下肢肿胀、麻木、疼痛，经药物治疗效果不显而转科。检查：体温38℃，颈静脉怒张，左下肢由膝窝至内踝浮肿，以膝窝至腓肠肌处较重，膝窝下可触及粗大坚硬的静脉膨隆和黄豆大小的结节肿块，不能站立。听诊：二尖瓣区可闻及Ⅱ级吹风样收缩期杂音。血常规：血红蛋白9.2g/L，白细胞6200/ml，中性69%，淋巴28%，嗜酸3%。尿检：蛋白微量，白细胞14～25/ml，偶见成堆。面色潮红，舌质紫、苔黄厚，脉弦细，88次/分，西医诊断为血栓性静脉炎，中医辨证系瘀血阻塞，经络不通所致。采用活血化瘀，消肿止痛之法主治。1月14日下午4时（丙戌日丙申时），取少泽为主，点刺出血，配阿是穴（结节肿块处）用丛针扬刺法出血，血海、曲泉、膝阳关、足三里、三阴交、承山，用平补平泻法，留针20分钟，针治一次肿痛见消，以后每日按上述方法，先取开穴为主，配穴手法同前。针治3次即能下地活动，治疗到1月24日，针达10次时肿痛完全消失，运动自如，检查：恢复正常，治愈出院。同年10月27日随访，未复发。

5. 三叉神经痛 患者赵××，男，25岁，于1979年10月20日初诊。

患者于1978年3月开始牙痛，有时连及右侧鼻翼、面部，能持续20分钟不停。因痛不能饮食和睡眠。在×医院诊断为三叉神经痛，治疗效果不显。现在又出现恶心发热，胸闷气短，心烦口苦，大便干燥。检查所见：苔白根腻，脉弦。中医辨证系肝阳乘胃，风热上扰。采用祛风清热之法主治。庚申日甲申时取双合谷，配右下关，用凉泻法，留针30分钟，当即痛止。22日壬戌日，戊申时，又针解溪，配下关，一次即愈。

6. 腓肠肌痉挛 患者魏××，男，55岁，成县农具厂工人，因两小腿肚交替转筋抽痛两天，于1979年3月6日初诊。缘1978年下半年右腿及脚心开始疼痛，痛后引起右小腿肚抽痛，腿不能伸直，晚上病情加重，抽痛难忍，不能入睡，经过针灸治疗即愈。今年2月又反复发作，3月4日病情加剧，左右小腿肚交替抽痛一夜无停止，5日又抽痛一昼夜，小腿肚抽痛发硬、起筋疙瘩，不能活动。检查：双下肢腓肠肌紧张发硬，由上向下推时，从承山至跗阳穴处可摸及鼓起的坚硬结节（筋疙瘩），明显压痛，舌苔淡黄根腻，脉沉细而紧。中医辨证系风寒侵及足太阳经筋所致。采用祛风散寒，疏筋活络之法主治。3月6日上午11时许（壬申日丙午时），先取京骨为主，配秩边、承山、飞扬、跗阳，用烧山火法，留针30分钟，针后抽痛停止。7日上午6时许（癸酉日乙卯时），取曲泉为主，配穴手法同前，针治2次后，小腿肚无抽痛，腓肠肌结节和压痛消失，治愈停诊。本年5月15日随访，再未复发。（孟昭敏整理）

七、有关子午流注的现代研究

1. 疾病自然死亡时间与子午流注的关系

据福建省子午流注研究协作组、福建省中医研究所蔡宗敏整理，综合1977～1981年内，在本省14个医疗单位，2668例因疾病住院自然死亡的病例，探讨其死亡时间与月令、节气、时辰以及脏腑经络等关系的结果：

（1）因疾病死亡的性别、年龄分布有一定规律，即男性死亡人数多于女性，其比例为1.64∶1。年龄在0～29岁组死亡人数最多，可能是由于男性及纯阳之体容易亡阳而亡。

（2）从死亡月龄来看，死亡高峰集中在酉（八）月。八月份处于酷暑高温时期，也容易造成亡阳的主要外界因素。

（3）死亡与节气有一定关系。统计结果表明，在七大节气中有清明、夏至、立春、寒露及冬至等五大节气的死亡人数显著地高于对照组（$P < 0.05 \sim 0.001$）。尤其在夏至和冬至时更明显。夏至一阴生，从阳入阴；冬至一阳生，从阴入阳。在这些阴阳消长的转化时期，对于疾病恶化起了一定的转折作用。因此这对于防止疾病与延长寿命方面，有积极意义。

（4）疾病死亡与地区差别有一定关系。从死亡曲线分布形态来看，以福建省闽南地区的峰线比较明显，呈现常态曲线有规律分布，高峰值在酉（八）月，基于闽南地处亚热带气候，亦进一步证实了高气温对死亡有一定关系。因此防止有害气温对机体的损害，有积极意义。

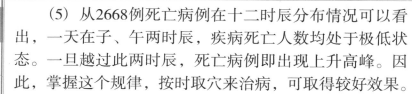

（5）从2668例死亡病例在十二时辰分布情况可以看出，一天在子、午两时辰，疾病死亡人数均处于极低状态。一旦越过此两时辰，死亡病例即出现上升高峰。因此，掌握这个规律，按时取穴来治病，可取得较好效果。

（6）疾病所属脏腑、经络与时辰的关系，适合于各类病症，其共同的规律是：凡是各所属脏腑、经络之主时，疾病死亡人数相对地减少，一旦越过各脏腑、经络的主时，疾病死亡便逐渐上升，直到高峰。由此可以认识到积极加强体育锻炼，健全各脏腑、经络的功能，可以达到延长寿命减少死亡的现实意义。同时，若能按时循经取穴，并使"气"直至各有关脏腑、经络之"病所"，对于提高针灸临床疗效，可收益不少。

2. 脏腑经络气机与时辰的关系

陕西省中医药研究院附属医院、西安铁路中心医院陈克勤、阎庆瑞等为了确定脏腑经络气机和时辰的关系，在西安、成都两地的8个医院，随机调查了住院的现病例331例和死亡病例2532例，分析其发病时间、病因及病程中一日间有何变化——何时加重、缓解、死亡等规律：

（1）通过现病例331例的分析，可以看出：一日内病情有明显加重时间变化者180例，其最高时辰为戌时（31例，占17.2%），最低时辰为丑时（6例，占3.3%）。一日内有明显缓解者164例，其最高时辰为巳时（34例，占20.7%），最低时辰为丑时（0）。

（2）死亡病例2532例，死亡前一日症状即加重者1986例，其时间一般由寅时开始上升（112例，占

5.64%），至巳时达高峰（242例，占12.13%）；最低时辰为丑时（111例，占5.59%）。

死亡的最高时辰为辰、酉时（476例，占18.78%）；最低时辰为子时（187例，占7.39%）。并因发病脏腑不同，其死亡时辰峰值亦有差别，如：心脏病，多在子、卯、午、酉四时；肺脏病，多在酉时；脾胃肾脏病，多在巳时；小肠病，多在申时；胆病，多在午时；膀胱病，多在卯时；脑病，多在酉时。

以病种而论同是心脏病，如系冠心病其死亡时辰多在酉时；肺心病则多在卯时；肝病的肝硬化其死亡时辰多在辰时；而肝癌多在丑、寅二时。同一病种因地区不同，其死亡与先一日病情加重的时辰亦有差异，如：肝脏病死亡前一日病情加重的时辰峰值，西安地区多在辰时，而成都地区则多在申时。脑血管病的死亡时辰，西安地区多在酉时，而成都地区则多在丑时。这些规律，为临床制定预防性监护，按时救治及判定预后等提供了科学依据。

3. 子午流注取穴（纳甲法）的临床研究

长春白求恩医科大学李陟等在门诊病人中，按初诊顺序，以"随机"方式，分成观察组，与对照组。共治400例。要求条件：病类、病程、例数、男女、年龄与配穴、手法、疗程和疗效判定标准等基本一致。观察组的病例采用"按时开穴配穴治疗"的方法；对照组的病例，单用基本配穴法治疗，然后对照两者的疗效。结果表明：①在限期定疗程的情况下，总疗效对比有很显著差异

第一章 子午流注

（χ^2=85.47，C.P.D法 W=10416，$P < 0.01$）。②病例数较多的腿痛、肩风、面瘫、偏瘫四个病种中统计，两组亦有明显差异（$P < 0.01$）。③如果不限疗程，则观察组中痊愈例46%，平均治疗次数为11.43次；而对照组中痊愈例占18.5%，平均治疗次数为27次。初步结论是：临床上，用子午流注纳甲法取穴治疗较一般配穴法收效较快，可缩短疗程，总疗效高于一般配穴法。

哈尔滨医科大学附属第一医院针灸科王凤仪等应用子午流注取穴法收治各科急慢性疾病222例，20个病种。

（1）治疗方法：子午流注取穴应用纳甲法，按时间选取所开的俞穴。用毫针针刺，虚补实泻或平补平泻。10次为1疗程，一般均治1～2疗程。

（2）治疗效果：222例中治愈46例（20.7%），显效39例（17.6%），有效123例（59.4%）。

（3）对照组：用一般针法，手法与流注组相同。在基本相同的条件下，两组的结果比较如下：

总有效率：流注组为97.7%，对照组为90%（χ^2=11.40，$P < 0.01$）有显著差异。

治愈率：流注组20.7%，对照组为10.8%（χ^2=11.2，$P < 0.01$）亦有显著差异。

（4）体会：子午流注取穴法可广泛用于各种疾病的临床治疗。此法疗效高、收效快、应用范围广。对疼痛性疾病疗效尤为显著。有的可达到针后即痛止。

4. 子午流注针法对53例肢体血流图的变化

湖北中医学院、湖北中医学院附属医院孙国杰、周安方等采用国产J×74—A型晶体管血流图机及×DH—2型心电图机，用铅板作为实验极板，均取被检者右侧下肢为极板安放部位，一极安放在内踝上3寸（相当于三阴交）处，极板面积为2cm×2cm，另一极放在踇趾内侧（相当于隐白穴）处，极板面积为1cm×3cm。两极之间相距约20cm。

　　每位被检者均先后被针刺3次（每1次为一组），第一组为子午流注按时开穴，第二组为同穴不同时，第三组为随机取穴。后两组作为前一组的同身对照组。

　　观察53例的结果：按时开穴组（一组），针刺后DO′（舒张时间）延长者45例，占85%，DO′延长时间平均为10%，心率平均每分钟减慢4次，周期延长时平均为6%。上述第一组各项结果，与第二、三组相比较，经DO′延长统计学处理，有明显差异。

　　一般认为，正常情况下，心受血量的多少取决于舒张时间的长短，舒张时间长，则受血充盈，并反射性地加强心肌收缩力，使心脏每搏血量增加。从本观察结果来看，以子午流注按时开穴针刺法，能显著地使舒张时间延长、心率减慢，从而具有加强心肌收缩力、增加心脏每搏输出量，并可使心脏得到充分休息的作用。

第一章　子午流注

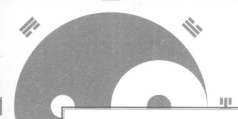

第二章　灵龟八法与飞腾八法

灵龟八法与飞腾八法，亦称"奇经纳卦法"。是古人根据《洛书·九宫图》和《灵枢·九宫八风》篇的方位和八风对人体的侵害，配合奇经八脉的八个穴位，按日时开穴治病的方法。因为它用阴脉四穴、阳脉四穴，也称它为"阴四针阳四针"。因为它治病效果好，古人有"八法神针"的评价。传说伏羲氏时，有龙马从黄河出现，背负"河图"；有神龟从洛水出现，背负"洛书"。伏羲根据这个"图"、"书"画成八卦，这就是《周易》中九宫八卦的来源。明朝徐凤著的《针灸大全》说："公孙偏与内关合，列缺能消照海疴，临泣外关分主客，后溪申脉正相合。左针右病知高下，以意通经广按摩，补泻迎随分逆顺，五门八法是真科。"杨继洲著的《针灸大成》说："八法神针妙，飞腾法最奇，砭针行内外，水火就中推。上下交经走，疾如应手祛，往来依进退，补泻逐迎随。"《针灸大全》又说："愚谓奇经八脉之法，各有不相同，前灵龟八法，有阳九阴六、十干十变开阖之理，用之得时，无不捷效。后飞腾八法，亦明师所授，故不敢弃，亦载于此，以示后之学者。"

第一节　灵龟八法

灵龟八法，亦称"奇经纳卦法"。它主要是将日、时干支的四个基数加在一起，然后按阳日被九除、阴日被六除，用其剩余之数，再找符合九宫八卦基数的开穴治病的方法。金元时代窦汉卿著的《针经指南》提倡八法流注，明朝徐凤的《针灸大全》和杨继洲著的《针灸大成》均有记载。至今仍为针灸医家所应用。

一、八法与八脉交会穴的配合

八脉交会穴是十二正经联络奇经八脉的重要腧穴，针感强烈，治疗范围广，疗效好。现将其部位、功能及其应用概述如下：

1. 部位

八脉交会的八个穴位，皆位于四肢腕踝关节前后（表11）。

表11　八脉交会穴

经脉	肺	小肠	脾	胆	肾	膀胱	心包	三焦
穴位	列缺	后溪	公孙	临泣	照海	申脉	内关	外关
通脉	任脉	督脉	冲脉	带脉	阴跷脉	阳跷脉	阴维脉	阳维脉

2. 功能

"交会"有交接会合的含意。八脉交会穴是十二经与奇经八脉交会相通的八个穴位。同样有调整脏腑、疏通经络的作用。

3. 应用

八脉交会穴通常是两穴配合应用，亦可单独取用。如单取内关，治疗胃痛；内关、公孙配用，治胃、心、胸部的疾病和疟疾；后溪、申脉配用，治内眼角、颈、耳部病和发热恶寒的表症；外关、足临泣配用，治外眼角、耳后、颊、颈、胁部病和往来寒热证；列缺、照海配用，治咽喉、胸膈部病和阴虚内热证。

4. 八法交会歌

内关相应是公孙，外关临泣总相同，

列缺交经通照海，后溪申脉亦相从。

按：此歌是内关通阴维脉，公孙通冲脉，二脉交会于胃、心、胸；列缺通任脉，照海通阴跷脉，二脉交会于肺系、咽喉、胸膈；外关通阳维脉，足临泣通带脉，二脉交会于目外眦、耳后、颈、颊；后溪通督脉，申脉通阳跷脉，二脉交会于目内眦、颈、项、耳。治病先取开穴，后取应穴，开穴为主，应穴为客，两穴配合应用。有时也配用其他穴位施治。

二、灵龟八法的组成

1. 八法日的"干支"基数歌

甲己辰戌丑未十，乙庚申酉九为期，

丁壬寅卯八成就，戊癸巳午七相依，

丙辛亥子亦七数，逐日干支即得知。

按：此歌用于日的"天干"、"地支"计数（表12）。

2. 八法时的"干支"基数歌

甲己子午九宜用，乙庚丑未八无疑，

丙辛寅申七作数，丁壬卯酉六顺知，
戊癸辰戌各有五，巳亥单加四共齐。

表12　日的天干地支基数

天干	甲己	乙庚	丁壬	戊癸丙辛
地支	戌辰丑未	申酉	寅卯	巳午亥子
基数	10	9	8	7

按：此歌用于时的"天干"、"地支"计数（表13）。

表13　时的天干地支基数

天干	甲己	乙庚	丙辛	丁壬	戊癸	
地支	子午	丑未	寅申	卯酉	辰戌	巳亥
基数	9	8	7	6	5	4

3．腧穴占八卦基数歌

坎一联申脉，照海坤二五，
震三属外关，巽四临泣数，
乾六是公孙，兑七后溪府，
艮八系内关，离九列缺主。

按：此歌是将奇经八脉的八个穴位和八卦联系起来，每个腧穴占一卦的基数，用于余数开穴（表14、图2）。

灵龟八法九宫图的"戴九履一，左三右七，二四为肩，八六为足，五居于中，寄于坤局"。是根据"洛书图"和"伏羲八卦"发展而来的。因为洛书图和八卦图，

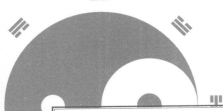

不仅在中医理论上有一定的价值，而且在哲学、数学的发展上也做出了重要贡献。为了便于理解，兹将洛书图和八卦图分述如下：

表14　九宫八卦基数和开穴

八卦	坎	坤	震	巽	乾	兑	艮	离
基数	1	2，5	3	4	6	7	8	9
穴位	申脉	照海	外关	临泣	公孙	后溪	内关	列缺

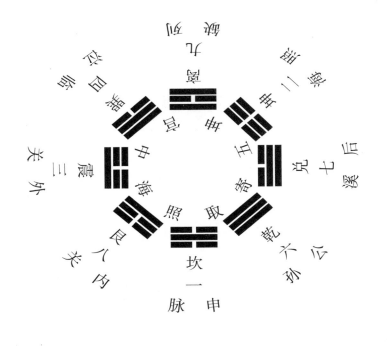

图2　灵龟八法九宫图

洛书图：张介宾著的《类经附翼》说："大禹治水，神龟负图出洛，文列于后，其数戴九履一，左三右七，二四为肩，八六为足，五居于中，禹因第之，以成九筹。"（图3）

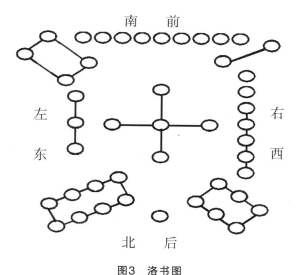

图3　洛书图

伏羲八卦：张介宾著的《类经附翼》说："易有太极，是生两仪，两仪生四象，四象生八卦。"（图4）

以上洛书和八卦，既是阴阳、五行、哲学，又是数学。

在哲学方面："易有太极"：《庄子·上下篇》称"太极"为"大一"。《周易正义》说："太极为天地未分之前，元气混而为一。"《礼记·礼运》说："夫礼必本于'大一'，分而为天地，转而为阴阳。"由此可知

第二章　灵龟八法与飞腾八法

57

"大一"是指世界的本原，宇宙之整体。这个宇宙之整体，最初是浑然一体的元气，是世界的开始，万物的根基，物质世界的一切生长变化都以此为源头，故曰"易有太极"。

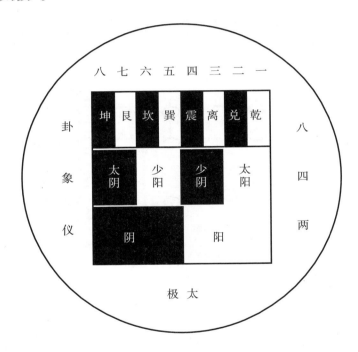

图4　伏羲八卦图

　　"是生两仪"：《周易乾凿度》说："易有太极，太极分而为二，故生天地。""两仪"的涵意为阴阳的对立统一。因为数字的一与二正是奇偶的对立统一，也就是用数字的奇偶对立统一，来代表天地、阴阳、矛盾运动的对立统一规律。故曰"是生两仪"。

"两仪生四象"：《系辞传》说："是故法象莫大乎天地，变通莫大乎四时。"这是一奇一偶之上复生一奇一偶，即 ⚌、⚍、⚎、⚏。⚌是太（老）阳（属南方丙丁火），象征夏；⚍是少阴（属西方庚辛金），象征秋；⚎是少阳（属东方甲乙木），象征春；⚏是太（老）阴（属北方壬癸水），象征冬；（中央戊己属土，象征长夏）。就是说，有了四时寒暑之交替运行，天地才能生万物。故曰"两仪生四象"。

"四象生八卦"：八卦取象歌："乾三连，坤六断，震仰盂，艮覆碗，离中虚，坎中满，兑上缺，巽下断。"画八卦的顺序：乾☰，兑☱，离☲，震☳，巽☴，坎☵，艮☶，坤☷。八卦代表八种基本物质："乾为天，坤为地，震为雷，巽为风，坎为水，离为火，艮为山，兑为泽。"这八种基本物质构成了现实世界的物质基础。八种基本物质各有特性："乾，健也。坤，顺也。震，动也。巽，入也。坎，陷也。离，丽也。艮，止也。兑，说（悦）也。"天能运行而不止，故曰"健"。地处卑下而承天，故曰"顺"。雷能惊起，故曰"动"。风行无孔不入，故曰"入"。水存洼处，故曰"陷"。火必附于可燃之物，故曰"丽"。山巍然不动，故曰"止"。泽能养物，故曰"说"（悦）。由于这八种基本物质互相交错相反相成，才能促成变化而生万物。这就是说，震为东方，正春；于此时此地万物胚芽萌发均有生机。巽为东南，春末夏初；于此时此地在微风的吹拂下万物在地上一片洁齐。离为南方，正夏；于此时此地在阳光照耀下万物繁茂鸟兽出动。坤为西南，夏末秋初；于此时此地万物皆得到了充足的养分而日益成长。兑为西方，正秋；于此时此地万物皆成熟而喜悦。乾为西北，秋末冬初；于此时此地万物皆由壮实而走向枯老。坎为北方，正冬；于此时此地万物皆枯老衰竭。艮为东北，冬末春初；于此时此地万物皆新陈代谢终始相因，旧的生命停止了，新的生命又开始，如此往复生生不已，万物无有穷尽。故曰"四象生八卦"。

总之，从太极到八卦，其实质是：宇宙最初是浑然一体的元气。它一分为二而凝结成天地，有天地这种物质实体，就有物质运动规律，物质运动的基本规律，就是阴阳矛盾对立统一。有天地之后又有四时，由于天地四时之运行，又形成了八种基本物质，由于八种基本物质各有其特性功能、互相交错相反相成，产生了无限的变化，万物由此而生长。这就是古人对客观物质世界形成与发展的一种极其朴素的认识。也是古代朴素唯物主义所具有的显著特点。

在数学方面：坎一、离九是十，加中宫之五，共十五；乾六、坎一、艮八，共十五；艮八、震三、巽四，共十五；巽四、离九、坤二，共十五；坤二、兑七、乾六，共十五；总之，横直相对的四面八方，相合都是十，加中宫之五，都是十五；这就是加法。

乾六减坎一、艮八减震三、离九减巽四、兑七减坤二，都剩五，这就是减法。

根据阳数为一，阴数为二，阴阳相合等于三，由三相乘分属四方。阳数三为起点，东方震宫为三；三三得九，南方离宫；三九二十七，西方兑宫；三七二十一，北方坎宫；一三得三，震宫；阴数二为起点，西南坤宫为二；二二得四，东南巽宫；二四得八，东北艮宫；二八十六，西北乾宫；二六十二，坤宫。将八卦的一、三、七、九阳数乘五，或二、四、六、八阴数乘五，都是一百。这就是乘法……

以上所述，是古人加、减、乘……的数学，由这四面八方简单的数字，再加、减、乘、除……演变、发展，是没有穷尽的。

4. 临时开穴歌

阳日除九阴除六，不及零余穴下推。

按：此歌是将日、时、干、支的四个基数加在一起，然后先按阳日（甲、丙、戊、庚、壬日）用九除，阴日（乙、丁、己、辛、癸日）用六除，根据其余数再找符合下述九宫八卦基数的穴位，就是灵龟八法所开的穴位。在找余数时，阳日如遇到27数，不能以9除尽，应当除18，余9开列缺；阴日如遇30数，也应除24，余6开公孙。如甲子日丙寅时，甲10、子7、丙7、寅7，共31，按阳数被9除，余4开临泣。其算式为31÷9=3……4。乙丑日戊寅时，乙9、丑10、戊5、寅7，共31，按阴日被6除，余1开申脉。其算式为31÷6=5……1（表15）。

表15 八法针六十花甲子日时开穴		

甲子日		乙丑日		丙寅日	
甲子内关	乙丑公孙	丙子照海	丁丑外关	戊子照海	己丑照海
丙寅临泣	丁卯照海	戊寅申脉	己卯临泣	庚寅外关	辛卯申脉
戊辰列缺	己巳外关	庚辰照海	辛巳公孙	壬辰内关	癸巳公孙
庚午后溪	辛未照海	壬午临泣	癸未照海	甲午公孙	乙未临泣
壬申外关	癸酉申脉	甲申照海	乙酉外关	丙申照海	丁酉列缺
甲戌临泣	乙亥照海	丙戌申脉	丁亥照海	戊戌后溪	己亥申脉

丁卯日		戊辰日		己巳日	
庚子外关	辛丑申脉	壬子照海	癸丑外关	甲子照海	乙丑外关
壬寅照海	癸卯外关	甲寅公孙	乙卯临泣	丙寅申脉	丁卯照海
甲辰公孙	乙巳临泣	丙辰照海	丁巳列缺	戊辰外关	己巳公孙
丙午照海	丁未公孙	戊午临泣	己未后溪	庚午临泣	辛未照海
戊申临泣	己酉申脉	庚申照海	辛酉外关	壬申公孙	癸酉临泣
庚戌照海	辛亥外关	壬戌申脉	癸亥内关	甲戌申脉	乙亥照海

庚午日		辛未日		壬申日	
丙子照海	丁丑外关	戊子申脉	己丑临泣	庚子后溪	辛丑照海
戊寅申脉	己卯临泣	庚寅照海	辛卯公孙	壬寅外关	癸卯申脉
庚辰照海	辛巳列缺	壬辰临泣	癸巳照海	甲辰临泣	乙巳照海
壬午临泣	癸未照海	甲午照海	乙未外关	丙午公孙	丁未临泣
甲申照海	乙酉外关	丙申申脉	丁酉照海	戊申照海	己酉照海
丙戌申脉	丁亥内关	戊戌外关	己亥公孙	庚戌外关	辛亥申脉

癸酉日		甲戌日		乙亥日	
壬子申脉	癸丑照海	甲子照海	乙丑列缺	丙子照海	丁丑公孙
甲寅照海	乙卯公孙	丙寅后溪	丁卯照海	戊寅临泣	己卯申脉
丙辰临泣	丁巳照海	戊辰外关	己巳公孙	庚辰照海	辛巳外关
戊午公孙	己未外关	庚午申脉	辛未内关	壬午申脉	癸未照海
庚申申脉	辛酉照海	壬甲公孙	癸酉临泣	甲申照海	乙酉公孙
壬戌外关	癸亥申脉	甲戌后溪	乙亥照海	丙戌临泣	丁亥照海

丙子日		丁丑日		戊寅日	
戊子申脉	己丑临泣	庚子照海	辛丑外关	壬子外关	癸丑申脉
庚寅照海	辛卯列缺	壬寅申脉	癸卯照海	甲寅临泣	乙卯照海
壬辰后溪	癸巳照海	甲辰照海	乙巳公孙	丙辰列缺	丁巳后溪
甲午照海	乙未外关	丙午临泣	丁未照海	戊午照海	己未照海
丙申申脉	丁酉内关	戊申公孙	己酉外关	庚申外关	辛酉申脉
戊戌公孙	己亥列缺	庚戌申脉	辛亥照海	壬戌内关	癸亥公孙

己卯日		庚辰日		辛巳日	
甲子公孙	乙丑临泣	丙子内关	丁丑公孙	戊子临泣	己丑申脉
丙寅照海	丁卯公孙	戊寅临泣	己卯后溪	庚寅照海	辛卯外关
戊辰临泣	己巳申脉	庚辰照海	辛巳外关	壬辰申脉	癸巳照海
庚午照海	辛未外关	壬午后溪	癸未照海	甲午照海	乙未公孙
壬申申脉	癸酉照海	甲申内关	乙酉公孙	丙申临泣	丁酉照海
甲戌照海	乙亥公孙	丙戌临泣	丁亥照海	戊戌公孙	己亥外关

第二章　灵龟八法与飞腾八法

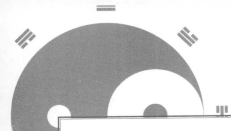

壬午日		癸未日		甲申日	
庚子照海	辛丑外关	壬子照海	癸丑公孙	甲子申脉	乙丑内关
壬寅申脉	癸卯内关	甲寅外关	乙卯申脉	丙寅公孙	丁卯临泣
甲辰照海	乙巳列缺	丙辰照海	丁巳外关	戊辰照海	己巳照海
丙午临泣	丁未照海	戊午申脉	己未临泣	庚午列缺	辛未后溪
戊申列缺	己酉外关	庚申照海	辛酉公孙	壬申照海	癸酉外关
庚戌申脉	辛亥内关	壬戌临泣	癸亥照海	甲戌公孙	乙亥临泣
乙酉日		**丙戌日**		**丁亥日**	
丙子临泣	丁丑照海	戊子临泣	己丑后溪	庚子照海	辛丑公孙
戊寅公孙	己卯外关	庚寅照海	辛卯外关	壬寅临泣	癸卯照海
庚辰申脉	辛巳照海	壬辰申脉	癸巳内关	甲辰照海	乙巳外关
壬午外关	癸未申脉	甲午内关	乙未公孙	丙午申脉	丁未照海
甲申临泣	乙酉照海	丙申临泣	丁酉照海	戊申外关	己酉公孙
丙戌公孙	丁亥临泣	戊戌列缺	己亥外关	庚戌临泣	辛亥照海
戊子日		**己丑日**		**庚寅日**	
壬子照海	癸丑列缺	甲子照海	乙丑公孙	丙子公孙	丁丑临泣
甲寅外关	乙卯申脉	丙寅临泣	丁卯照海	戊寅照海	己卯照海
丙辰内关	丁巳公孙	戊辰公孙	己巳外关	庚辰外关	辛巳申脉
戊午申脉	己未临泣	庚午申脉	辛未照海	壬午照海	癸未外关
庚申照海	辛酉列缺	壬申外关	癸酉申脉	甲申公孙	乙酉临泣
壬戌后溪	癸亥照海	甲戌临泣	乙亥照海	丙戌照海	丁亥列缺

辛卯日		壬辰日		癸巳日	
戊子照海	己丑照海	庚子内关	辛丑公孙	壬子照海	癸丑外关
庚寅公孙	辛卯临泣	壬寅临泣	癸卯照海	甲寅公孙	乙卯临泣
壬辰照海	癸巳公孙	甲辰照海	乙巳外关	丙辰照海	丁巳公孙
甲午外关	乙未申脉	丙午后溪	丁未照海	戊午临泣	己未申脉
丙申照海	丁酉外关	戊申外关	己酉公孙	庚申照海	辛酉外关
戊戌申脉	己亥临泣	庚戌临泣	辛亥照海	壬戌申脉	癸亥照海

甲午日		乙未日		丙申日	
甲子内关	乙丑公孙	丙子照海	丁丑外关	戊子外关	己丑公孙
丙寅临泣	丁卯照海	戊寅申脉	己卯临泣	庚寅临泣	辛卯照海
戊辰列缺	己巳外关	庚辰照海	辛巳公孙	壬辰列缺	癸巳后溪
庚午后溪	辛未照海	壬午临泣	癸未照海	甲午后溪	乙未照海
壬申外关	癸酉申脉	甲申照海	乙酉外关	丙申外关	丁酉申脉
甲戌临泣	乙亥照海	丙戌申脉	丁亥照海	戊戌内关	己亥照海

丁酉日		戊戌日		己亥日	
庚子临泣	辛丑照海	壬子照海	癸丑外关	甲子照海	乙丑外关
壬寅公孙	癸卯临泣	甲寅公孙	乙卯临泣	丙寅申脉	丁卯照海
甲辰申脉	乙巳照海	丙辰照海	丁巳列缺	戊辰外关	己巳公孙
丙午外关	丁未申脉	戊午临泣	己未后溪	庚午临泣	辛未照海
戊申照海	己酉照海	庚申照海	辛酉外关	壬申公孙	癸酉临泣
庚戌公孙	辛亥临泣	壬戌申脉	癸亥内关	甲戌申脉	乙亥照海

第二章　灵龟八法与飞腾八法

庚子日		辛丑日		壬寅日	
丙子照海	丁丑外关	戊子申脉	己丑临泣	庚子公孙	辛丑临泣
戊寅申脉	己卯临泣	庚寅照海	辛卯公孙	壬寅照海	癸卯列缺
庚辰照海	辛巳列缺	壬辰临泣	癸巳照海	甲辰外关	乙巳申脉
壬午临泣	癸未照海	甲午照海	乙未外关	丙午照海	丁未外关
甲申照海	乙酉外关	丙申申脉	丁酉照海	戊申申脉	己酉临泣
丙戌申脉	丁亥内关	戊戌外关	己亥公孙	庚戌照海	辛亥列缺

癸卯日		甲辰日		乙巳日	
壬子公孙	癸丑临泣	甲子照海	乙丑列缺	丙子照海	丁丑公孙
甲寅申脉	乙卯照海	丙寅后溪	丁卯照海	戊寅临泣	己卯申脉
丙辰外关	丁巳申脉	戊辰外关	己巳公孙	庚辰照海	辛巳外关
戊午照海	己未照海	庚午申脉	辛未内关	壬午申脉	癸未照海
庚申公孙	辛酉临泣	壬申公孙	癸酉临泣	甲申照海	乙酉公孙
壬戌照海	癸亥公孙	甲戌后溪	乙亥照海	丙戌临泣	丁亥照海

丙午日		丁未日		戊申日	
戊子申脉	己丑临泣	庚子照海	辛丑外关	壬子临泣	癸丑照海
庚寅照海	辛卯列缺	壬寅申脉	癸卯照海	甲寅照海	乙卯外关
壬辰后溪	癸巳照海	甲辰照海	乙巳公孙	丙辰申脉	丁巳内关
甲午照海	乙未外关	丙午临泣	丁未照海	戊午外关	己未公孙
丙申申脉	丁酉内关	戊申公孙	己酉外关	庚申临泣	辛酉照海
戊戌公孙	己亥列缺	庚戌申脉	辛亥照海	壬戌列缺	癸亥后溪

己酉日		庚戌日		辛亥日	
甲子申脉	乙丑照海	丙子内关	丁丑公孙	戊子临泣	己丑申脉
丙寅外关	丁卯申脉	戊寅临泣	己卯后溪	庚寅照海	辛卯外关
戊辰照海	己巳照海	庚辰照海	辛巳外关	壬辰申脉	癸巳照海
庚午公孙	辛未临泣	壬午后溪	癸未照海	甲午照海	乙未公孙
壬申照海	癸酉公孙	甲申内关	乙酉公孙	丙申临泣	丁酉照海
甲戌外关	乙亥申脉	丙戌临泣	丁亥照海	戊戌公孙	己亥外关
壬子日		癸丑日		甲寅日	
庚子照海	辛丑外关	壬子照海	癸丑公孙	甲子列缺	乙丑后溪
壬寅申脉	癸卯内关	甲寅外关	乙卯申脉	丙寅照海	丁卯外关
甲辰照海	乙巳列缺	丙辰照海	丁巳外关	戊辰申脉	己巳临泣
丙午临泣	丁未照海	戊午申脉	己未临泣	庚午内关	辛未公孙
戊申列缺	己酉外关	庚申照海	辛酉公孙	壬申临泣	癸酉照海
庚戌申脉	辛亥内关	壬戌临泣	癸亥照海	甲戌照海	乙亥外关
乙卯日		丙辰日		丁巳日	
丙子外关	丁丑申脉	戊子临泣	己丑后溪	庚子照海	辛丑公孙
戊寅照海	己卯照海	庚寅照海	辛卯外关	壬寅临泣	癸卯照海
庚辰公孙	辛巳临泣	壬辰申脉	癸巳内关	甲辰照海	乙巳外关
壬午照海	癸未公孙	甲午内关	乙未公孙	丙午申脉	丁未照海
甲申外关	乙酉申脉	丙申临泣	丁酉照海	戊申外关	己酉公孙
丙戌照海	丁亥外关	戊戌列缺	己亥外关	庚戌临泣	辛亥照海

第二章　灵龟八法与飞腾八法

戊午日		己未日		庚申日	
壬子照海	癸丑列缺	甲子照海	乙丑公孙	丙子后溪	丁丑照海
甲寅外关	乙卯申脉	丙寅临泣	丁卯照海	戊寅外关	己卯公孙
丙辰内关	丁巳公孙	戊辰公孙	己巳外关	庚辰临泣	辛巳照海
戊午申脉	己未临泣	庚午申脉	辛未照海	壬午公孙	癸未临泣
庚申照海	辛酉列缺	壬申外关	癸酉申脉	甲申后溪	乙酉照海
壬戌后溪	癸亥照海	甲戌临泣	乙亥照海	丙戌外关	丁亥申脉
辛酉日		壬戌日		癸亥日	
戊子公孙	己丑外关	庚子内关	辛丑公孙	壬子照海	癸丑外关
庚寅申脉	辛卯照海	壬寅临泣	癸卯照海	甲寅公孙	乙卯临泣
壬辰外关	癸巳申脉	甲辰照海	乙巳外关	丙辰照海	丁巳公孙
甲午临泣	乙未照海	丙午后溪	丁未照海	戊午临泣	己未申脉
丙申公孙	丁酉临泣	戊申外关	己酉公孙	庚申照海	辛酉外关
戊戌照海	己亥照海	庚戌临泣	辛亥照海	壬戌申脉	癸亥照海

三、八法八穴主治病证

1. 公孙主病

《针灸聚英·西江月》"九种心疼涎闷，结胸翻胃难停，酒食积聚胃肠鸣，水食气疾膈病。脐痛腹疼胁胀，肠风疟疾心疼，胎衣不下血迷心，泄泻公孙立应"。

《针灸大全》公孙二穴，主治31证：①九种心疼，一切冷气：大陵二穴、中脘一穴、隐白二穴。②痰膈涎闷、胸中隐痛：劳宫二穴、膻中一穴、间使二穴。③脐腹胀满，食不消化：天枢二穴、水分一穴、内庭二穴。④胁肋下痛，起止艰难：支沟二穴、章门二穴、阳陵泉二穴。⑤泄泻不止，里急后重：下脘一穴、天枢二穴、照海二穴。⑥胸中刺痛，隐隐不乐：内关二穴、大陵二穴、彧中二穴。⑦两胁胀满，气攻疼痛：阳陵泉二穴、章门二穴、绝骨二穴。⑧中满不快，翻胃吐食：中脘一穴、太白二穴、中魁二穴。⑨气膈五噎，饮食不下：膻中一穴、三里二穴、太白二穴。⑩胃脘停痰，口吐清水：巨阙一穴、厉兑二穴、中脘一穴。⑪中脘停食，刺痛不已：解溪二穴、中脘一穴、三里二穴。⑫呕吐痰涎，眩晕不已：丰隆二穴、中魁二穴、膻中一穴。⑬心疟，令人心内怔忡：神门二穴、心俞二穴、百劳（大椎）一穴。⑭脾疟，令人怕寒，腹中痛：商丘二穴、脾俞二穴、三里二穴。⑮肝疟，令人气色苍苍，恶寒发热：中封二穴、肝俞二穴、绝骨二穴。⑯肺疟，令人心寒怕惊：列缺二穴、肺俞二穴、合谷二穴。⑰肾疟，令人洒热，腰脊强痛：大钟二穴、肾俞二穴、申脉二穴。⑱疟疾大热不退：间使二穴、百劳（大椎）一穴、绝骨二穴。⑲疟疾先寒后热：后溪二穴、曲池二穴、劳宫二穴。⑳疟疾先热后寒：曲池二穴、百劳（大椎）一穴、绝骨二穴。㉑疟疾心胸疼痛：内关二穴、上脘一穴、大陵二穴。㉒疟疾头痛眩晕，吐痰不已：合谷二穴、中脘一穴、列缺二穴。㉓疟疾骨节酸痛：魄户二穴、百劳（大椎）一穴、然谷二穴。㉔疟疾口渴不已：关冲二穴、人中一穴、间使二穴。㉕胃疟，令人善饥而不能食：厉兑二穴、胃俞二穴、大都二

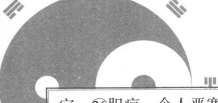

穴。㉖胆疟，令人恶寒怕惊，睡卧不安：临泣二穴、胆俞二穴、期门二穴。㉗黄疸，四肢俱肿，汗出染衣：至阳一穴、百劳（大椎）一穴、腕骨二穴、中脘一穴、三里二穴。㉘黄疸，遍身皮肤及面目、小便俱黄：脾俞二穴、隐白二穴、百劳（大椎）一穴、至阳一穴、三里二穴、腕骨二穴。㉙谷疸，食毕则头眩，心中抑郁，遍身发黄：胃俞二穴、内庭二穴、至阳一穴、三里二穴、腕骨二穴、阴谷二穴。㉚酒疸，身目俱黄，心中俱痛，面发赤斑，小便黄：胆俞二穴、至阳一空、委中二穴、腕骨二穴。㉛女痨疸，身目俱黄，发热恶寒，小便不利：关元一穴、肾俞二穴、然谷二穴、至阳一穴。

《针灸大成》公孙二穴，补充主治5证：①月事不调：关元、气海、天枢、三阴交。②胸中满痛：劳宫、通里、大陵、膻中。③痰热结胸：列缺、大陵、涌泉。④四肢风痛：曲池、风市、外关、阳陵泉、三阴交、手三里。⑤咽喉闭塞：少商、风池、照海、颊车。

按语：高氏《针灸聚英》按照窦氏《针经指南》公孙穴的主病写成《西江月》，徐氏《针灸大全》根据《西江月》的内容，将公孙穴整理为主治31证，杨氏《针灸大成》又增补5证，共36证。治病先取公孙为主穴，后取每条治证后列出的应穴，构成主应配穴法。

2．内关主病

《针灸聚英·西江月》"中满心胸痞胀，肠鸣泄泻脱肛，食难下膈酒来伤，积块坚横胁抢。妇女血痛心疼，结胸里急难当，伤寒不解结胸堂，疟疾内关独当"。

《针灸大全》内关二穴，主治25证：①中满不快，胃脘伤寒：中脘一穴、大陵二穴、三里二穴。②中焦痞满，两胁刺痛：支沟二穴、章门二穴、膻中一穴。③脾胃虚冷，呕吐不已：内庭二穴、中脘一穴、气海一穴、公孙二穴。④脾胃气虚，心腹胀满：太白二穴、三里二穴、气海一穴、水分一穴。⑤胁肋下疼，心脘刺痛：气海一穴、行间二穴、阳陵泉二穴。⑥痞块不散，心中闷痛：大陵二穴、中脘一穴、三阴交二穴。⑦食症不散，人渐羸瘦：腕骨二穴、脾俞二穴、公孙二穴。⑧食积血瘕，腹中隐痛：胃俞二穴、行间二穴、气海一穴。⑨五积气块、血积血癖：膈俞二穴、肝俞二穴、大敦二穴、照海二穴。⑩脏腑虚冷，两胁痛疼：支沟二穴、建里一穴、章门二穴、阳陵泉二穴。⑪风壅气滞，心腹刺痛：风门二穴、膻中一穴、劳宫二穴、三里二穴。⑫大肠虚冷，脱肛不收：百会一穴、命门一穴、长强一穴、承山二穴。⑬大便艰难，用力脱肛：照海二穴、百会一穴、支沟二穴。⑭脏毒肿痛，便血不止：承山二穴、肝俞二穴、膈俞二穴、长强一穴。⑮五种痔疾，攻痛不已：合阳二穴、长强一穴、承山二穴。⑯五痫等证，口中吐沫：后溪二穴、神门二穴、心俞二穴、鬼眼四穴。⑰心情呆痴，悲泣不已：里通二穴、后溪二穴、神门二穴、大钟二穴。⑱心惊发狂，不识亲疏：少冲二穴、心俞二穴、中脘一穴、十宣十穴。⑲健忘易失，言语不记：心俞二穴、通里二穴、少冲二穴。⑳心气虚损，或歌或笑：灵道二穴、心俞二穴、通里二穴。㉑心中惊悸，言语错乱：少海二

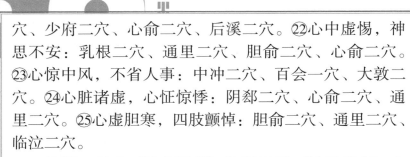

穴、少府二穴、心俞二穴、后溪二穴。㉒心中虚惕，神思不安：乳根二穴、通里二穴、胆俞二穴、心俞二穴。㉓心惊中风，不省人事：中冲二穴、百会一穴、大敦二穴。㉔心脏诸虚，心忪惊悸：阴郄二穴、心俞二穴、通里二穴。㉕心虚胆寒，四肢颤悼：胆俞二穴、通里二穴、临泣二穴。

按语：高氏《针灸聚英》按照窦氏《针经指南》内关穴的主病写成《西江月》，徐氏《针灸大全》根据《西江月》的内容，将内关穴整理为主治25证。治病先取内关为主，后取每条治证后列出的应穴，构成主应配穴法。

3．足临泣主病

《针灸聚英·西江月》"手足中风不举，痛麻发热拘挛，头风痛肿项腮连，眼肿赤痛头旋。齿痛耳聋咽肿，浮风瘙痒筋牵，腿疼胁胀肋肢偏，临泣针时有验"。

《针灸大全》临泣二穴，主治24证：①足跗肿痛，久不能消：行间二穴、申脉二穴。②手足麻痹，不知痒痛：太冲二穴、曲池二穴、大陵二穴、合谷二穴、三里二穴、中渚二穴。③两足颤悼，不能移步：太冲二穴、昆仑二穴、阳陵泉二穴。④两手颤悼，不能握物：曲泽二穴、腕骨二穴、合谷二穴、中渚二穴。⑤足趾拘挛，筋紧不开：丘墟二穴、公孙二穴、阳陵泉二穴。⑥手指拘挛，伸缩疼痛：尺泽二穴、阳溪二穴、中渚二穴、五处二穴。⑦足底下发热，名曰湿热：涌泉二穴、京骨二穴、合谷二穴。⑧足外踝红肿，名曰穿踝风：昆仑二穴、丘墟二穴、照海二穴。⑨足跗发热，五趾节痛：冲阳二穴、侠溪二穴、足十宣十六穴。⑩两手发热，五指疼痛：阳池二穴、液门二穴、合谷二穴。⑪两膝红肿疼痛，名曰鹤膝风：膝关二穴，行间二穴、鹤顶二穴、阳陵泉二穴。⑫手腕起骨痛，名曰绕踝风：太渊二穴、腕骨二穴、大陵二穴。⑬腰胯疼痛，名曰寒疝：五枢二穴、委中二穴、三阴交二穴。⑭臂膊痛连肩背：肩井二穴、曲池二穴、中渚二穴。⑮腿胯疼痛，名曰腿叉风：环跳二穴、委中二穴、阳陵泉二穴。⑯白虎历节风疼痛：肩井二穴、三里二穴、曲池二穴、委中二穴、合谷二穴、行间二穴、天应一穴，遇痛处针，强针出血。⑰走注风游走，四肢疼痛：天应一穴、曲池二穴、三里二穴、委中二穴。⑱浮风，浑身瘙痒：百会一穴、太阳紫脉、百劳（大椎）一穴、命门一穴、风市二穴、绝骨二穴、水分一穴、气海一穴、血海二穴、委中二穴、曲池二穴。⑲头项红肿强痛：承浆一穴、风池二穴、肩井二穴、风府一穴。⑳肾虚腰痛，举动艰难：肾俞二穴、脊中一穴、委中二穴。㉑闪挫腰痛，起止艰难：脊中一穴、腰俞一穴、肾俞二穴、委中二穴。㉒虚损湿滞，腰痛，行动无力：脊中一穴、腰俞一穴、肾俞二穴、委中二穴。㉓诸虚百损，四肢无力：百劳一穴、心俞二穴、三里二穴、关元一穴、膏肓俞二穴。㉔胁下肝积，气块刺痛：章门二穴、支沟二穴、阳陵泉二穴、中脘一穴、大陵二穴。

　　《针灸大成》临泣二穴，补充主治6证：①手足拘挛：中渚、尺泽、绝骨、八邪、阳溪、阳陵泉。②四肢走注：三里、委中、命门、天应、曲池、外关。③膝胫酸痛：

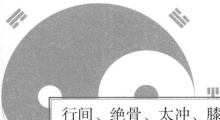

行间、绝骨、太冲、膝眼、三里、阳陵泉。④腿寒痹痛：四关、绝骨、风市、环跳、三阴交。⑤臂冷痹痛：肩井、曲池、外关、三里。⑥百节酸痛：魂门、绝骨、命门、外关。

　　按语：高氏《针灸聚英》按照窦氏《针经指南》临泣穴的主病，写成《西江月》，徐氏《针灸大全》根据《西江月》的内容，将足临泣穴整理为主治24证，杨氏《针灸大成》又增补6证，共30证。治病先取足临泣为主穴，后取每条治证后列出的应穴，构成主应配穴法。

4. 外关主病

　　《针灸聚英·西江月》"肢节肿痛臂冷，四肢不遂头风，背胯内外骨筋攻，头项眉棱皆痛。手足热麻盗汗，破伤眼肿睛红，伤寒自汗表烘烘，独会外关为重。"

　　《针灸大全》外关二穴，主治36证：①臂膊红肿，肢节痛疼：肘髎二穴、肩髃二穴、腕骨二穴。②足内踝骨红肿痛，名曰绕踝风：太溪二穴、丘墟二穴、临泣二穴、昆仑二穴。③手指节痛，不能伸屈：阳谷二穴、五处二穴、腕骨二穴、合谷二穴。④足趾节痛，不能行步：内庭二穴、太冲二穴、昆仑二穴。⑤五脏结热，吐血不已：（取五脏俞穴，并血会治之）心俞二穴、肝俞二穴、脾俞二穴、肺俞二穴、肾俞二穴、膈俞二穴。⑥六腑结热，血妄行不已：（取六腑俞穴，并血会治之）胆俞二穴、胃俞二穴、小肠俞二穴、膀胱俞二穴、三焦俞二穴、大肠俞二穴、膈俞二穴。⑦鼻衄不止，名血妄行：少泽二穴、心俞二穴、膈俞二穴、涌泉二穴。⑧吐血昏晕，不

子午流注与灵龟八法

省人事：肝俞二穴、膈俞二穴、通里二穴、大敦二穴。⑨虚损气逆，吐血不已：膏肓二穴、膈俞二穴、丹田一穴、肝俞二穴。⑩吐血衄血，阳乘于阴，血热妄行：中冲二穴、肝俞二穴、膈俞二穴、三里二穴、三阴交二穴。⑪血寒亦吐，阴乘于阳，名心肺二经呕血：少商二穴、心俞二穴、神门二穴、肺俞二穴、膈俞二穴、三阴交二穴。⑫舌强难言及生白苔：关冲二穴、中冲二穴、承浆一穴、聚泉一穴。⑬重舌肿胀，热极难言：十宣十穴、海泉一穴、金津一穴、玉液一穴。⑭口内生疮，名曰枯槽风：兑端一穴、支沟二穴、承浆一穴、十宣十穴。⑮舌吐不收，名曰阳强：涌泉二穴、兑端一穴、少冲二穴、神门二穴。⑯舌缩不能言，名曰阴强：心俞二穴、膻中一穴、海泉一穴。⑰唇吻裂破，血出干痛：承浆一穴、少商一穴、关冲二穴。⑱项生瘰疬，绕颈起核，名曰蟠蛇疬：天井二穴、风池二穴、肘尖二穴、缺盆二穴、十宣十穴。⑲瘰疬延生胸前，连腋下者，名曰瓜藤疬：肩井二穴、膻中一穴、大陵二穴、支沟二穴、阳陵泉二穴。⑳左耳根肿核者，名曰惠袋疬：翳风二穴、后溪二穴、肘尖二穴。㉑右耳根肿核者，名曰蜂巢疬：翳风二穴、颊车二穴、后溪二穴、合谷二穴。㉒耳根红肿痛：合谷二穴、翳风二穴、颊车二穴。㉓颈项红肿不消，名曰项疽：风府一穴、肩井二穴、承浆一穴。㉔目生翳膜，隐涩难开：睛明二穴、合谷二穴、肝俞二穴、鱼尾二穴。㉕风沿烂眼，迎风冷泪：攒竹二穴、丝竹空二穴、二间二穴、小骨空二穴。㉖目风肿痛，胬肉攀睛：禾髎二穴、

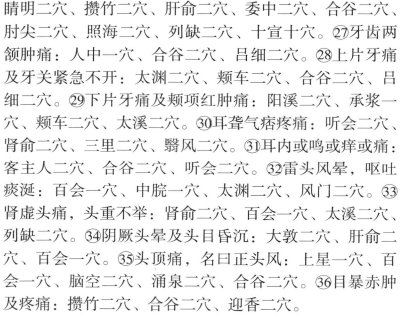

睛明二穴、攒竹二穴、肝俞二穴、委中二穴、合谷二穴、肘尖二穴、照海二穴、列缺二穴、十宣十穴。㉗牙齿两颔肿痛：人中一穴、合谷二穴、吕细二穴。㉘上片牙痛及牙关紧急不开：太渊二穴、颊车二穴、合谷二穴、吕细二穴。㉙下片牙痛及颊项红肿痛：阳溪二穴、承浆一穴、颊车二穴、太溪二穴。㉚耳聋气痞疼痛：听会二穴、肾俞二穴、三里二穴、翳风二穴。㉛耳内或鸣或痒或痛：客主人二穴、合谷二穴、听会二穴。㉜雷头风晕，呕吐痰涎：百会一穴、中脘一穴、太渊二穴、风门二穴。㉝肾虚头痛，头重不举：肾俞二穴、百会一穴、太溪二穴、列缺二穴。㉞阴厥头晕及头目昏沉：大敦二穴、肝俞二穴、百会一穴。㉟头顶痛，名曰正头风：上星一穴、百会一穴、脑空二穴、涌泉二穴、合谷二穴。㊱目暴赤肿及疼痛：攒竹二穴、合谷二穴、迎香二穴。

《针灸大成》外关二穴，补充主治1证：中风拘挛：中渚、阳池、曲池、八邪。

按语：高氏《针灸聚英》按照窦氏《针经指南》外关穴的主病，写成《西江月》，徐氏《针灸大全》根据《西汉月》的内容，将外关穴整理为主治36证，杨氏《针灸大成》又增补1证，共37证。治病先取外关为主穴，后取每条治证后列出的应穴，构成主应配穴法。

5. 后溪主病

《针灸聚英·西江月》"手足急挛战掉，中风不语痫癫，头疼眼肿泪涟涟，腿膝背腰痛遍。项强伤寒不解，牙齿腮肿喉咽，手麻足麻破伤牵，盗汗后溪先砭"。

《针灸大全》后溪二穴，主治14证：①手足挛急，屈伸艰难：三里二穴、曲池二穴、尺泽二穴、合谷二穴、行间二穴、阳陵泉二穴。②手足俱颤，不能行步、握物：阳溪二穴、曲池二穴、腕骨二穴、阳陵泉二穴、绝骨二穴、公孙二穴、太冲二穴。③颈项强痛，不能回顾：承浆一穴、风池二穴、风府一穴。④两腮颊痛红肿：大迎二穴、颊车二穴、合谷二穴。⑤咽喉闭塞，水粒不下：天突一穴、商阳二穴、照海二穴、十宣十穴。⑥双鹅风，喉闭不通，此乃心肺二经热：少商二穴、金津一穴、玉液一穴、十宣十穴。⑦单鹅风，喉中肿痛，肺三焦经热：关冲二穴、天突一穴、合谷二穴。⑧偏正头风及两颐角痛：头临泣穴、丝竹空穴、太阳紫脉、列缺二穴、合谷二穴。⑨两眉角痛不已：攒竹二穴、阳白二穴、印堂一穴、合谷二穴、头维二穴。⑩头目昏沉，太阳痛：合谷二穴、太阳紫脉、头维二穴。⑪头顶拘急、引肩背痛：承浆一穴、百会一穴、肩井二穴、中渚二穴。⑫醉头风、呕吐不止、恶闻人言：涌泉二穴、列缺二穴、百劳一穴、合谷二穴。⑬眼赤痛肿，风泪下不已：攒竹二穴、合谷二穴、小骨空二穴、临泣二穴。⑭破伤风、因他事搐发、浑身发热颠强：大敦二穴、合谷二穴、行间二穴、十宣十穴、太阳紫脉。

　　《针灸大成》后溪二穴，补充主治6证：①咳嗽寒热：列缺、涌泉、申脉、肺俞、天突、丝竹空。②头目眩晕：风池、命门、合谷。③头项强硬：承浆、风府、风池、合谷。④牙齿疼痛：列缺、人中、颊车、吕细、太渊、

合谷。⑤耳不闻声：听会、商阳、少冲、中冲。⑥破伤风证：承浆、合谷、八邪、后溪、外关、四关。

按语：高氏《针灸聚英》按照窦氏《针经指南》后溪穴的主病，写成《西江月》，徐氏《针灸大全》根据《西江月》的内容，将后溪穴整理为主治14证，杨氏《针灸大成》又增补6证，共20证。治病先取后溪为主穴，后取每条治证后列出的应穴，构成主应配穴法。

6. 申脉主病

《针灸聚英·西江月》"腰背强痛腿肿，恶风自汗头疼，雷头赤目痛眉棱，手足麻挛臂冷。吹乳耳聋鼻衄，痫癫肢节烦憎，遍身肿满汗头淋，申脉先针有应"。

《针灸大全》申脉二穴，主治24证。①腰背强，不可俯仰：腰俞一穴、膏肓二穴、委中二穴（决紫脉出血）。②肢节烦痛，牵引腰脚疼：肩髃二穴、曲池二穴、昆仑二穴、阳陵泉二穴。③中风不省人事：中冲二穴、百会一穴、大敦二穴、印堂一穴。④中风不语：少商二穴、前顶一穴、人中一穴、膻中一穴、合谷二穴、哑门一穴。⑤中风半身瘫痪：手三里二穴、腕骨二穴、合谷二穴、绝骨二穴、行间二穴、风市二穴、三阴交二穴。⑥中风偏枯，痛疼无时：绝骨二穴、太渊二穴、曲池二穴、肩髃二穴、三里二穴、昆仑二穴。⑦中风四肢麻木不仁：肘髎二穴、上廉二穴、鱼际二穴、风市二穴、膝关二穴、三阴交二穴。⑧中风手足瘙痒，不能握物：臑会二穴、腕骨二穴、合谷二穴、行间二穴、风市二穴，阳陵泉二穴。⑨中风口眼㖞斜，牵连不已：颊车二穴（针一分，沿皮内透地仓穴，喝左泻右，喝右泻左，可灸二七壮）、人中一穴、合谷二穴、太渊二穴、十宣十穴、童子髎二穴。⑩中风角弓反张，眼目盲视：百会一穴、百劳一穴、合谷二穴、曲池二穴、行间二穴、十宣十穴、阳陵泉二穴。⑪中风口噤不开、言语謇涩：地仓二穴（宜针透）、颊车二穴、人中一穴、合谷二穴。且夫中风者，有五不治也，开口闭眼，撒手遗尿，喉中雷鸣，皆恶候也。且中风者，为百病之长，至其变化，各有不同焉。或中于脏或中于腑，或痰或气，或怒或喜。逐其隙而害成也。中于脏者，则令人不省人事，痰涎上壅，喉中雷鸣，四肢瘫痪，不知疼痛，语言謇涩，故难治也。中于腑者，则令人半身不遂，口眼喝斜，知痒痛，能言语，形色不变，故易治也。治之先审其证而后刺之，其中五脏六腑形证各有名，先须察其源，而名其证，依标本刺之，无不效也。⑫肝中之状，无汗恶寒，其色青，名曰怒中。⑬心中之状，多汗怕惊，其色赤，名曰思虑中。⑭脾中之状，多汗身热，其色黄，名曰喜中。⑮肺中之状，多汗恶风，其色白，名曰气中。⑯肾中之状，多汗身冷，其色黑，名曰气劳中。⑰胃中之状，饮食不下，痰涎上壅，其色淡黄，名曰食后中。⑱胆中之状，自侵牵连，鼾睡不醒，其色绿，名曰惊中。⑲腰脊项背疼痛：肾俞二穴、人中一穴、肩井二穴、委中二穴。⑳腰疼头项强，不得回顾：承浆一穴、腰俞一穴、肾俞二穴、委中二穴。㉑腰痛，起止艰难：然谷二穴、膏肓二穴、委中二穴、肾俞二穴。㉒足背生疮，名曰背发：内庭二穴、侠溪二

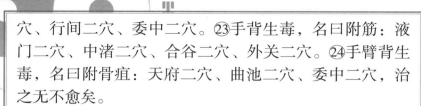

穴、行间二穴、委中二穴。㉓手背生毒，名曰附筋：液门二穴、中渚二穴、合谷二穴、外关二穴。㉔手臂背生毒，名曰附骨疽：天府二穴、曲池二穴、委中二穴，治之无不愈矣。

《针灸大成》申脉二穴，补充主治6证：①背胛生痈：委中、侠溪、十宣、曲池、液门、内关、外关。②遍体疼痛：太渊、三里、曲池。③鬓髭发毒：太阳、申脉、太溪、合谷、外关。④项脑攻疮：百劳、合谷、申脉、强间、委中。⑤头痛难低：申脉、金门、承浆。⑥颈项难转：后溪、合谷、承浆。

按语：高氏《针灸聚英》按照窦氏《针经指南》申脉穴的主病，写成《西江月》，徐氏《针灸大全》根据《西江月》的内容，将申脉穴整理为主治24证，《针灸大成》又增补6证，共30证。治病先取申脉为主穴，后取各条治证后列出的应穴，构成主应配穴法。

7. 列缺主病

《针灸聚英·西江月》"痔疾便肿泄痢，唾红溺血咳痰，牙痛喉肿小便难，心胸腹疼饮噎。产后发强不语，腰痛血疾脐寒，死胎不下膈中寒，列缺乳痈多散"。

《针灸大全》列缺二穴，主治33证：①鼻流浊涕臭，名曰鼻渊：曲差二穴、上星一穴、百会一穴、风门二穴、迎香二穴。②鼻生瘜肉，闭塞不通：印堂一穴、迎香二穴、上星一穴、风门二穴。③伤风面赤，发热头痛：通里二穴、曲池二穴、绝骨二穴、合谷二穴。④伤风感寒、咳嗽胀满：膻中一穴、风门二穴、合谷二穴、风府一穴。

⑤伤风四肢烦热，头痛：经渠二穴、曲池二穴、合谷二穴、委中二穴。⑥腹中肠痛，下利不已：内庭二穴、天枢二穴、三阴交二穴。⑦赤白痢疾，腹中冷痛：水道二穴、气海一穴、外陵二穴、天枢二穴、三里二穴、三阴交二穴。⑧胸前两乳红肿痛：少泽二穴、大陵二穴、膻中一穴。⑨乳痈红肿痛，小儿吹乳：中府二穴、膻中一穴、少泽二穴、大敦二穴。⑩腹中寒痛，泄泻不止：天枢二穴、中脘一穴、关元一穴、三阴交二穴。⑪妇人血积痛，败血不止：肝俞二穴、肾俞二穴、膈俞二穴、三阴交穴。⑫咳嗽寒痰，胸膈闭痛：肺俞二穴、膻中一穴、三里二穴。⑬久咳不愈、咳唾血痰：风门二穴、太渊二穴、膻中一穴。⑭哮喘气促，痰气壅盛：丰隆二穴、俞府二穴、膻中一穴、三里二穴。⑮哮喘胸膈急痛：彧中二穴、天突一穴、肺俞二穴、三里二穴。⑯哮喘气满，肺胀不得卧：俞府二穴、风门二穴、太渊二穴、膻中一穴、中府二穴、三里二穴。⑰鼻塞不知香臭：迎香二穴、上星一穴、风门二穴。⑱鼻流清涕，腠理不密，清涕不止：神庭一穴、肺俞二穴、太渊二穴、三里二穴。⑲妇人血沥，乳汁不通：少泽二穴、大陵二穴、膻中一穴、关冲二穴。⑳乳头生疮，名曰妒乳：乳根二穴、少泽二穴、肩井二穴、膻中一穴。㉑胸中噎塞痛：大陵二穴、内关二穴、膻中一穴、三里二穴。㉒五瘿等证（项瘿之证有五：一曰石瘿，如石之硬；二曰气瘿，如绵之软；三曰血瘿，如赤脉细丝；四曰筋瘿，如无骨；五曰肉瘿，如袋之状；此乃五瘿之形也）：扶突二穴、天突一穴、天

窗二穴、缺盆二穴、俞府二穴、膺俞一穴（喉上）、膻中一穴、合谷二穴、十宣十穴（出血）。㉓口内生疮，臭秽不可近：十宣十穴、人中一穴、金津一穴、玉液一穴、承浆一穴、合谷二穴。㉔三焦热极，舌上生疮：关冲二穴、外关二穴、人中一穴、迎香二穴、金津一穴、玉液一穴、地仓二穴。㉕口气冲人，臭不可近：少冲二穴、通里二穴、人中一穴、十宣十穴、金津一穴、玉液一穴。㉖冒暑大热，霍乱吐泻：委中二穴、百劳（大椎）一穴、中脘一穴、曲池二穴、十宣十穴、三里二穴、合谷二穴。㉗中暑自热，小便不利：阴谷二穴、百劳（大椎）一穴、中脘一穴、委中二穴、气海一穴、阴陵泉二穴。㉘小儿急惊风，手足搐搦：印堂一穴、百会一穴、人中一穴、中冲二穴、大敦二穴、太冲二穴、合谷二穴。㉙小儿慢脾风，目直视，手足搐，口吐沫：百会一穴、上星一穴、人中一穴、大敦二穴、脾俞二穴。㉚消渴等证（三消其证不同，消脾、消中、消肾。《素问》云：胃府虚，饮食斗不能充饥；肾脏渴，饮百杯不能止渴及房劳不称心意；此为三消也。乃土燥承渴，不能克化，故成此病）：人中一穴、公孙二穴、脾俞二穴、中脘一穴、照海二穴、三里二穴（治食不充饥）、太溪二穴（治房不称心）、关冲二穴。㉛黑砂，腹痛头疼，发热恶寒，腰背强痛，不得睡卧：百劳（大椎）一穴、天府二穴、委中二穴、十宣十穴。㉜白砂，腹痛吐泻，四肢厥冷，十指甲黑，不得卧：大陵二穴、百劳（大椎）一穴、大敦二穴、十宣十穴。㉝黑白砂，腹痛头痛，发汗口渴，大便泄泻，恶寒，四肢厥冷，不得睡卧，名曰绞肠砂。或肠鸣腹响：委中二穴、膻中一穴、百会一穴、丹田一穴、大敦二穴、窍阴二穴、十宣十穴。

《针灸大成》列缺二穴，补充主治7证：①血迷血晕：人中。②胸膈痞结：涌泉、少商、膻中、内关。③脐腹疼痛：膻中、大敦、中府、少泽、太渊、三阴交。④心中烦闷：阴陵、内关。⑤耳内蝉鸣：少冲、听会、中冲、商阳。⑥鼻流浊污：上星、内关、列缺、曲池、合谷。⑦伤寒发热：曲差、内关、列缺、经渠、合谷。

按语：高氏《针灸聚英》按照窦氏《针经指南》列缺穴的主病，写成《西江月》，徐氏《针灸大全》根据《西江月》的内容，将列缺穴整理为主治33证，《针灸大成》又增补7证，共40证。治病先取列缺为主穴，后取每条治证后列出的应穴，构成主应配穴法。

8. 照海主病

《针灸聚英·西江月》"喉塞小便淋涩，膀胱气痛肠鸣，食黄酒积腹脐并，呕泻胃翻便紧。难产昏迷积块，肠风下血常频，膈中决气气疼侵，照海有功必定"。

《针灸大全》照海二穴，主治29证：①小便淋沥不通：阴陵泉穴、三阴交穴、关冲二穴、合谷二穴。②小腹冷痛，小便频数：气海一穴、关元一穴、三阴交穴、肾俞二穴。③膀胱七疝，奔豚等证：大敦二穴、兰门二穴、丹田一穴、三阴交穴、涌泉二穴、章门二穴、大陵二穴。④偏坠水肾，肿大如升：大敦二穴、曲泉二穴、然谷二穴、三阴交穴、归来二穴、兰门（在曲骨两旁各三寸脉中）二穴、膀胱俞二穴、肾俞二穴（横纹可灸七壮）。⑤乳弦（悬）疝气，发时冲心痛：带脉二穴、涌泉二穴、太溪二穴、大敦二穴。⑥小便淋血不止，阴器痛：阴谷二穴、涌泉二穴、三阴交二穴。⑦遗精白浊，小便频数：关元一穴、白环俞穴、太溪二穴、三阴交二穴。⑧夜梦鬼交，遗精不禁：中极一穴、膏肓二穴、心俞二穴、然谷二穴、肾俞二穴。⑨妇女难产，子搌母心不能下：巨阙一穴、合谷二穴、三阴交穴、至阴二穴（灸效）。⑩女人大便不通：申脉二穴、阴陵泉穴、三阴交穴、太溪二穴。⑪妇人产后脐腹痛，恶漏不已：水分一穴、关元一穴、膏肓二穴、三阴交二穴。⑫妇人脾气、血蛊、水蛊、气蛊、石蛊：膻中一穴、水分一穴（治水）、关元一穴、气海一穴、三里二穴、行间二穴（治血）、公孙二穴（治气）、内庭二穴（治石）、支沟二穴、三阴交二穴。⑬女人血分，单腹气喘：下脘一穴、膻中一穴、气海一穴、三里二穴、行间二穴。⑭女人血气劳倦，五心烦热，肢体皆痛，头目昏沉：百会一穴、膏肓二穴、曲池二穴、合谷二穴、绝骨二穴、肾俞二穴。⑮老人虚损，手足转筋，不能举动：承山二穴、阳陵泉二穴、临泣二穴、太冲二穴、尺泽二穴、合谷二穴。⑯霍乱吐泻，手足转筋：京骨二穴、三里二穴、承山二穴、曲池二穴、腕骨二穴、尺泽二穴、阳陵泉二穴。⑰寒湿脚气，发热大痛：太冲二穴、委中二穴、三阴交二穴。⑱肾虚脚气红肿，大热不退：气冲二穴、血海二穴、太溪二穴、公孙二穴、委中二穴、三阴交二穴。⑲干脚气，膝头并内踝及五趾疼痛：膝关二穴、昆仑二穴、绝骨二穴、委中二穴、阳陵泉二穴、三阴交二穴。⑳浑身胀满，浮肿生水：气海一穴、三里二穴、曲池二穴、合谷二穴、内庭二穴、行间二穴、三阴交二穴。㉑单腹蛊胀，气喘不息：膻中一穴、气海一穴、水分一穴、三里二穴、行间二穴、三阴交二穴。㉒心腹胀大如盆：中脘一穴、膻中一穴、水分一穴、行间二穴、三阴交二穴。㉓四肢面目浮肿，大热不退：人中一穴、合谷二穴、三里二穴、临泣二穴、曲池二穴、三阴交二穴。㉔妇人虚损形瘦，赤白带下：百会一穴、肾俞二穴、关元一穴、三阴交二穴。㉕女人子宫久冷，不受胎孕：中极一穴、三阴交二穴、子宫二穴。㉖女人经水正行，头晕小腹痛：阴交一穴、内庭二穴、合谷二穴。㉗室女月水不调，脐腹疼痛：天枢二穴、气海一穴、三阴交二穴。㉘室女月水不调，淋沥不断，腰腹痛：肾俞二穴、关元一穴、三阴交二穴。㉙妇人难产，不能分娩：三阴交二穴、合谷二穴、独阴二穴（灸）。

《针灸大成》照海二穴，补充主治6证：①气血两蛊：行间、关元、水分、公孙、气海、临泣。②五心烦热：内关、涌泉、十宣、大陵、合谷、四花。③气攻胸痛：通里、大陵。④心内怔忡：心俞、内关、神门。⑤咽喉闭塞：少商、风池、照海。⑥虚阳自脱：心俞、然谷、肾俞、中极、三阴交。

按语：高氏《针灸聚英》按照窦氏《针经指南》照海穴的主病，写成《西江月》，徐氏《针灸大全》根据

《西江月》的内容，将照海穴整理为主治29证，《针灸大成》又增补6证，共35证。治病先取照海为主穴，后取每条治证后列出的应穴，构成主应配穴法。

四、主客配穴主治病证

1. 公孙主、内关客，或内关主、公孙客

胃脘痛（胃和十二指肠溃疡），胃痛拒按，呕吐，便黑：配上脘、中脘，用平补平泻法，留针20～30分钟，以理气活血、和中止痛。

腹痛吐泻（急性胃肠炎），腹痛水泻，恶心呕吐：配中脘、天枢、气海，用平补泻法，留针20～30分钟，以调理胃肠、镇痛止呕。

眩晕（内耳性眩晕·美尼尔氏病），反复突然发作眩晕，不能站立，恶心呕吐，耳鸣，听力减退：配风池、百会、听宫，用平补平泻法，留针20～30分钟，以升清降浊、安神定志。

温疟（疟疾），寒战高热，头痛昏迷：配大椎、人中、液门，用泻法，留针20～30分钟，以清热祛邪、开窍醒神。

2. 临泣主、外关客，或外关主、临泣客

胁痛（胆囊炎），上腹部阵发性绞痛，腹胀，烦躁，恶心呕吐：配日月、阳陵泉，用泻法，留针20～30分钟，以清热利胆、理气止痛。

耳聋（神经性耳聋），听力减退，心烦易怒：配听宫、翳风、率谷，用泻法，留针20～30分钟，以清泻少阳、开窍聪耳。

肋痛（肋间神经痛），胸闷不舒，胁肋胀痛：配期门、肝俞、行间，用泻法，留针20～30分钟，以舒肝解郁、理气止痛。

伤风（感冒），发热恶风，头痛无汗，咽喉肿痛：配风池、大椎，用透天凉手法，留针10～20分钟，以发散风热、清利咽喉。

3. 后溪主、申脉客，或申脉主、后溪客

急惊风（脑炎），高热头痛，神志不清，强直性抽搐，口噤不开：配人中、百会、天柱、大椎、命门、合谷，用泻法，十宣点刺出血，以清热解毒、祛风镇惊。

目赤肿（急性结膜炎），眼睛红肿热痛，眵多流泪：配风池、睛明，用泻法，留针10～20分钟，攒竹点刺出血，以清热散风、消肿止痛。

颈项强（颈椎病），颈项强痛，活动受限，头痛、手麻：配天柱、百劳、大椎，用烧山火手法，留针10～20分钟，以活血化瘀、通利关节。

腰脊痛（脊椎炎），脊椎强直，腰背酸痛：配大椎、命门、腰阳关、华佗夹脊，用热补法，以通利关节、活血止痛。

4. 列缺主、照海客，或照海主、列缺客

喉痹（急性喉炎），发热喉塞，声音嘶哑，呼吸困难：配翳风、承浆，用泻法，留针20～30分钟，少商点刺出血，以清热解毒、养阴利咽。

咽肿（慢性咽炎），咽部黏膜充血，肿胀，干燥，有异物感：配翳风、颊车、廉泉、用平补平泻法，留针

20～30分钟，以清热养阴、消肿利咽。

哮喘（支气管炎），咳吐黏痰，胸闷气喘：配百劳、身柱、肺俞，用平补平泻法，留针10～20分钟，以宽胸理气、润肺化痰。

肺痨（肺结核），午后潮热，干咳、咯血：配大椎、肺俞、至阳、命门，用补法，留针10～20分钟，以养阴清热、补肾润肺。

五、医案举例

1. 脑血管意外并发假性球麻痹

患者王×，男，54岁，天水地委干部。因右侧偏瘫，并发吞咽困难，于1979年7月2日在天水×医院会诊抢救。患者1956年起患高血压病，1964年发生脑血管痉挛，1972年发生脑血栓形成，1975年复发，并出现假性球麻痹，于1979年4月9日入院。

入院时检查：体温36℃，脉搏80次/分，呼吸24次/分，血压200/120mmHg，神清，构音不清；瞳孔等大等圆，对光反射灵敏，额纹对称，右侧鼻唇沟稍浅，伸舌居中，肺（−），心界向左下扩大，心率80次/分，节律不齐，心尖区可闻及Ⅱ级收缩期吹风样杂音，主动脉瓣区第二音大于肺动脉瓣区第二音，肝脾（−），生理反射存在，病理反射未引出，四肢肌力尚可，桡动脉硬化（＋），眼底视网膜血管硬化Ⅱ°～Ⅲ°。诊断为高血压病，动脉硬化，脑血栓形成后遗症，脑动脉硬化，脑软化症，糖尿病。在治疗过程中逐渐出现流涎增多，语言不清，张口，伸舌不灵活，吞咽时发呛，易激动，有时无故哭笑，生活不能自理，右侧肢体虽能活动，但不能完成有意识的动作。伸舌偏右，咽后壁反射消失，双眼视网膜交替出血。因进食进水发呛，于6月5日下胃管鼻饲。请甘肃省、兰州、天水等医院医师会诊，一致认为：患者病情的变化，是由于在脑动脉硬化的基础上，脑血管损害呈弥漫性改变的结果，出现9、10、12三对脑神经麻痹，运动性失语，假性球麻痹，目前尚无有效的西药治疗，建议针灸试治。

　　当时患者表情呆痴，有时似哭似笑，口半张，口流黏稠唾液，自己不能吐出，因不能进饮食，鼻中插一胃管已22天（引起肺炎，……有三次高烧达39℃以上，医师认为插鼻饲管的时间不能过长），右腕轻度下垂，右臂肌肉轻度萎缩，右侧肢体可以伸屈，不能做其他的动作；回答问话时只能发出"咿、呀"的声音，舌强挛缩，不能伸出齿外。体温37.9℃，脉搏104次/分。舌质赤，苔黄厚腻，脉滑数。中医辨证系痰湿内停，经隧阻塞，清窍受蒙所致之中风不语、半身不遂。采用祛痰利湿、疏经开窍之法主治。与主管医师商量后，拔出胃管。给患者喂水后，患者噙在口中，多时不咽，偶有下咽动作时则呛咳不止。当日当时为庚午日丙子时，先针照海、列缺，留针；后针上廉泉、廉泉、天突，用平补平泻法，不留针；风府、风池、通天、三阴交，用补法，留针10分钟；针时让患者试喝橘子汁，喝了两匙顺利，然后加橘瓣下咽时呛两次，加针右阳溪后，又喝两匙鸡汤炒面糊，均能咽下。午前继续观察患者吞咽情况，发现唾液黏腻而

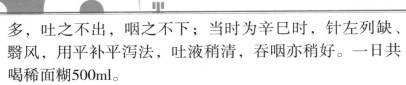

多，吐之不出，咽之不下；当时为辛巳时，针左列缺、翳风，用平补平泻法，吐液稍清，吞咽亦稍好。一日共喝稀面糊500ml。

7月3日10时20分（辛未日癸巳时）二诊，病情稍有好转，早晨进流食300毫升，脉搏80次/分，体温37℃。先针照海、列缺、百会、通天、风池、上廉泉、阳溪，手法同前。一日共喝稀面糊1250ml。

7月4日7时10分（壬申日甲辰时）三诊，吞咽好转。先针临泣、外关；后针曲池、合谷、环跳、足三里、悬钟，以疏经活络，治疗半身不遂，针后可吃面片及花卷（似李核大小八块）。

从7月5日以后，每日随时按"灵龟八法"先取开穴，配穴和手法同前，治疗到23日，患者早晨能吃一碗牛奶、两个鸡蛋、两块桃酥，中午两碗豆角炒肉面，下午一碗稀饭、一个糖饼、一杯麦乳精合主食500g。25日患者早晨下地坐椅子不慎，掉到地下，又出现舌挛缩，语言不清。加金津、玉液，针后，舌能伸出唇外，并能上下、左右活动。治疗到7月28日，共针25次时，患者能自己端碗进食，每天平均500g，有时能吃肉馅饺子，自己能到院外散步，血压140/100mmHg，舌苔薄白，脉滑。此后嘱患者经常锻炼而停诊观察。

同年9月9日和1980年10月20日两次随访，患者每日进食250～350g，右侧上下肢活动自如，能说3～4个字，出院后再未复发。（郑俊江整理）

2. 脑震荡后遗症

患者刘××，女，25岁，北京市宣武区北纬路综合修理部工人。于1978年10月15日16时在北京×医院诊治。

患者1978年9月27日下午7点30分从行驶的公共汽车上摔下，伤后昏迷，不省人事，喷射性呕吐两次，即送入北京市×医院，诊断为脑震荡。经住院抢救4个小时方醒。醒后一直头痛、头昏、头沉，以左侧为重，过去的事一点也想不起来，眼花、呕吐，不能吃东西，两腿无力，不能站立，有时嗜睡。住院4天清醒后，但上述症状不减。检查：左顶头皮血肿4cm×5cm，脉搏84次/分；身体瘦弱，神清，精神不振；两腿不能站立。X线照片：头颅侧位片未见骨折现象；化验检查：血红蛋白11.6g/L；白细胞9000/ml，中性74%，淋巴25%，嗜酸性1%。面色苍白，舌苔薄白，脉弦细。中医辨证系髓海受伤，瘀血停留，经络受阻，元神不宁所致。采用活血化瘀，疏通经络，清脑安神之法主治。10月15日下午4时（庚戌日甲申时），先针内关为主，后配风池、百会、太阳，用平补平泻法，血肿局部，用围刺法，留针20分钟。针治1次后呕吐停止。16日上午10时（辛亥日癸巳时），先针照海为主，后配列缺，每日按灵龟八法先针开穴，后针以前配穴，手法同前；治疗到10月20日，针达5次时，血肿渐消，头痛、头昏、头沉减轻，他人扶着能行走40～60步，即出院。10月27日上午10时（壬戌日乙巳时）来门诊时，患者因昨日生气，又出现呕吐和头昏，先针外关为主，配穴及手法同前，针治1次症状

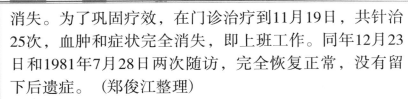

消失。为了巩固疗效，在门诊治疗到11月19日，共针治25次，血肿和症状完全消失，即上班工作。同年12月23日和1981年7月28日两次随访，完全恢复正常，没有留下后遗症。（郑俊江整理）

3. 颈椎病并发剧烈头痛

患者李××，女，66岁，河北省安国县中照村农民，1978年9月26日在北京×医院初诊。患者20多天前的一个晚上在门外乘凉，突然感到项后有一阵冷风吹来，当即头痛、头胀，枕后部似裂开样剧痛，不能忍受，即送当地医院，经中西药及针灸等多种方法治疗20多天症状不减而转来北京×医院。当时症状：头痛剧烈、头沉重，以头顶及枕部最剧，不能卧，卧则不能起，在躺下时头部冠状缝处剧疼如裂，终日两手抱着头，不能入睡，颈项强直、不能活动，眼红肿、视物不清；右膝肿痛、活动受限。血压180/100mmHg，舌苔薄白，脉弦数。脑系科检查：双瞳孔等大，对光反射正常，四肢肌力、肌张力正常，腱反射射活跃，双足跖反射中性，颈活动明显受限，右侧颈肌紧张；项抵抗（＋），右膝、踝反射（＋），眼科检查：双眼结膜高度充血，瞳孔小，眼底动脉细；X线照片：颈椎骨质稀疏，颈椎4、5、6间隙狭窄，边缘可见增生性改变；头骨照片：颅骨骨质稀疏，未见其他异常改变；脑超声波检查：脑中线未见偏移；脑电波图检查：左颞懒波；诊断为脑动脉硬化，颈椎病。中医辨证系风邪侵袭经络，夹火上扰，致气血逆乱而发头痛。采用祛风清热，调理气血，疏经止痛之法主治。9

月26日下午4时（辛卯日丙申时），先取照海为主，留针，配风池、风府、大椎、百劳、天柱、脑空，不留针；百会、头维、太阳、攒竹、球后、合谷，用平补平泻法，留针30分钟，针治1次头痛减轻。

27日上午10时许（壬辰日乙巳时），先针外关为主，后针足临泣；28日上午10时（癸巳日丁巳时），先针公孙，后针内关，配穴及手法同前。针治3次时；头痛、颈项强直减轻，眼红肿渐消，视力好转，则加配梁丘、血海、膝眼、足三里，和以上穴位交替轮换使用；每日随时按灵龟八法先取开穴，后取以前配穴，用平补平泻法；治疗到10月22日，针达26次时，头痛、眼红肿消失，视力恢复正常，颈项活动自如，膝肿痛消失，血压146/90mmHg，舌苔薄白，脉缓，治愈出院。同年11月23日通信联系，未复发。（郑俊江整理）

4. 急性肾炎

患者李××，女，33岁，成县支旗农民，因呕吐不止，于1979年10月6日初诊。

患者三四天前感觉全身乏力，胃口不佳，畏寒发热，头胀不适，体温39℃而住院。最近两天来不思饭食，昨日仅吃一碗面汤，吃后即吐，以后吃饭喝水都吐，有时吐黄绿色苦水，大便干、小便黄、量少而涩痛，次数频繁，每天30次左右，易出汗。检查血象：白细胞19 700/ml，中性88%，淋巴9%，单核3%。尿常规：黄色，透明度：清，反应：酸，比重：不足，蛋白（＋＋＋），糖定性（－），镜检红细胞5～8、上皮细胞10～20、白细胞10～15，面色

第二章　灵龟八法与飞腾八法

93

苍白，眼睑浮肿，舌淡红，苔白，脉数。西医诊断为急性肾炎，中医辨证系邪传中焦，脾失健运，胃纳不受；下焦热阻，肾失开合，膀胱气化失司。采用调和脾胃，泻热养阴之法主治。丙午日丁酉时取内关，配公孙，用泻法，留针30分钟，针后呕吐即止。第二日是丁未日，乙巳时取公孙，配内关，共针6次，症状完全消失而出院。

5. 外伤性尿潴留

患者王××，男，15岁，成县枣儿沟小学学生，因尿不下1天，于1979年6月4日转诊。因患者8天前和孩子们玩耍时，从1m高处跳下后，行走转身时突然腰痛，近5天来发烧、腰痛、腹胀痛、不能大小便而入院，昨天灌肠后有大量粪便排出，但无排尿而转针灸科。检查：体温38.9℃，脉搏120次/分，血压130/100mmHg，急性病容，眼窝凹陷，口腔黏膜干燥，瞳孔等大，鼻煽，颈项强硬，左侧颈后三角处可摸及多个淋巴结节相互粘连，气管正中，胸廓对称，心率快（心音清楚），左侧肺部呼吸音粗糙，右侧可闻及啰音，腹胀、肠鸣音减弱，肝脾未触及，四肢活动好，脊椎无明显畸形，膀胱触叩诊充盈明显。血常规：血红蛋白11.5g/L，白细胞11 000/ml，中性78%，淋巴22%，血沉23mm/h，尿：外观透明，镜检红细胞0~2、白细胞0~1。舌质紫、苔黄厚，脉象弦滑。西医诊断为急性尿潴留，中医辨证系经络受损，瘀血停留所致。采用活血化瘀，疏导水道之法主治。4日上午11时许（壬寅日丙午时），先取照海为主，配关元、水道、三阴交，用平补平泻法，留针10分钟，针后8分钟即尿。6月5日下午2时（癸卯日己未时），先取照海为主，配穴及手法同前，加肾俞、关元俞，针治3次大小便即通畅；治疗到6月10日，针达7次时，已两天大小便正常，症状完全消失而出院。10月10日随访，情况良好。

6. 继发性缺铁性贫血

患者刘××，女，42岁，成县陈院小学教员。因月经过多一年半，于1981年8月13日住院。缘患者1973年开始头晕、头痛，眼困，乏力，嗜睡，记忆力减退，食欲减退，月经过多，住兰州×医院。检查：血红蛋白6.5g/dl，诊断为缺铁性贫血，住院一个月，经注射VB$_{12}$，血红蛋白升至10.5g/dl而出院，1975年复发，2月20日血红蛋白降至5.4g/dl，又住上述医院，诊断为继发性缺铁性贫血，住院一个月，血红蛋白升至9.9g/dl而出院，几年来反复发作，病情逐渐加剧，1980年8月开始阴道大量出血，每日流血约1000ml，流血9天，卧床不起而住院。检查：面色㿠白，虚肿，口唇苍白，舌净无苔、舌质淡，语言低微，精神不振，脉搏109次/分，脉象左沉细无力，右芤象，胃脘部似有硬块、压之困痛。血常规：血红蛋白6g/dl，白细胞4800/ml，中性74%，淋巴24%，嗜酸2%。西医诊断为继发性缺铁性贫血，原发性功能性子宫出血。中医辨证系脾失健运，统摄无权所致。采用补中益气，培元摄血之法主治。8月13日上午10时（癸酉日丁巳时），先取公孙为主，配中脘、关元、三阴交，用补法，留针10分钟，以后每日1次，按灵龟八法先取公孙为主，配穴及手法同前；治疗到8月23日，针达10次时，头

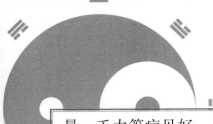

晕、乏力等症见好，身体较前有力，饮食增加，精神好转；治疗到9月3日月经来潮7日即止；治疗到11月14日，针达60次时，月经连续三个月正常，症状完全消失，血红蛋白升至9.5g/dl，治愈出院。

第二节　飞腾八法

飞腾八法，也是以奇经八脉八穴、八卦为基础，按天干时辰开穴治病的一种方法。元代王国瑞撰的《扁鹊神应针灸玉龙经》提倡飞腾八法，明朝徐凤著的《针灸大全》和杨继洲著的《针灸大成》均有转载。它的运用，与灵龟八法不同，不用天干、地支基数，只是逢天干时开穴（表16）。

飞腾八法歌
壬甲公孙即是乾，丙居艮上内关然，
戊为临泣生坎水，庚属外关震相连，
辛上后溪装巽卦，乙癸申脉到坤传，
己土列缺南离上，丁居照海兑金全。

表16 天干八穴八卦配合表

壬甲	丙	戊	庚	辛	乙癸	己	丁
公孙	内关	临泣	外关	后溪	申脉	列缺	照海
乾	艮	坎	震	巽	坤	离	兑

　　按：上述表、歌，是每日按天干时的开穴。如"甲己还甲子"的甲子时，开公孙，乙丑时开申脉，丙寅时开内关，戊辰时开临泣，己巳时开列缺，庚午时开外关……治病先取开穴，后取配穴。因为这个方法用的不多，故从略。

第三章　经脉和五俞穴 及八脉交会穴

经脉和腧穴，是不可分割的完整系统，五俞穴、八脉交会穴，在临床治疗中，都要循经取穴，所以按照每条经的循行路线、生理功能和病理症候及五俞穴、八脉交会穴的部位、功能、主治和针灸方法，分别叙述。并对这些腧穴根据前人经验和个人体会加了按语，以便临床应用。

第一节　经脉和五俞穴

一、手太阴肺经

起于中府，终于少商，取少商、鱼际、太渊、经渠、尺泽为井、荥、俞、经、合。本穴经渠。

循行概述　起于中焦，下络大肠，上膈属肺，横行出于中府，沿着胸上外侧及上肢内侧上缘下行，过肘、腕桡侧，至拇指内侧端的少商穴。腕后的支脉，从列缺走向食指内侧端和手阳明经相接。

生理功能　肺位于胸中，上连气道，和大肠互为表里，外合皮毛，开窍于鼻。主行气调节呼吸，为气机出入升降之枢纽，"肺朝百脉"，而能煦泽皮毛肌肤，抵御外邪。

病理症候

经络症：伤风自汗，缺盆和肩臂内侧前缘至拇指内侧肺经循行线之肿痛、麻痹、厥冷。

脏腑症：咳嗽，哮喘，胸中满闷，咽肿口渴，咳吐脓痰，气郁气短。肺气竭绝，则不能行气布津，温养皮毛，而见指（趾）甲干枯，毫毛脱落。

少　商　（井）

部位　伸指取穴。在拇指内侧（桡侧）指甲角外约1分。

针灸　斜刺1～2分或点刺出血。

功能　清肺利咽，清热醒神。

主治　中风，中暑，昏迷，休克，癔病，癫狂，伤风，发热，咽喉肿痛，鼻衄，腮肿，乳蛾，手指挛痛等。

按语　少商系肺经之井穴。是治疗中风、晕厥、昏迷、休克的重要急救穴之一。因有清肺利咽的功能，用点刺出血的方法配十宣、翳风治疗乳蛾、发热、咽肿、喉闭等症，加配人中治疗中暑昏迷。

鱼　际　（荥）

部位　仰掌取穴。在拇指掌指关节后内侧，太渊前一寸赤白肉际凹陷中。

针灸　直刺5～8分；灸3～5分钟。

功能　调理肺气，清热利咽。

主治　咳嗽吐血，身热，头痛，咽喉肿痛，肺炎，乳房肿痛，肘痛，指挛等。

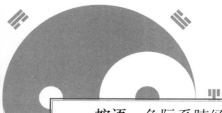

按语　鱼际系肺经之荥穴，多用于外感风寒引起的头痛、身热、咳喘等症。配少泽、乳根、足三里治疗乳房肿痛。配少商、肺俞、中府治疗肺炎。

太　渊（俞）

部位　仰掌避开动脉取穴。在手腕掌面桡侧横纹上，桡动脉桡侧凹陷中。

针灸　直刺2～5分；灸1～3分钟。

功能　调理肺气，止咳化痰。

主治　胸满，咳嗽，哮喘，肺痨咳血，无脉症等。

按语　太渊系肺经之俞穴、原穴，又是八会穴中之脉会，常用于治疗咳喘、无脉症等。配内关、神门治疗胸痛、心痛、心悸。

经　渠（经）

部位　仰掌避开动脉取穴。在太渊后1寸，桡动脉桡侧凹陷中。

针灸　直刺2～5分。

功能　调理肺气。

主治　咳嗽，哮喘，咽喉肿痛，腕痛、无力等。

按语　经渠系肺经之经穴。配合谷、少商治疗咽喉肿痛。

尺　泽（合）

部位　取穴方法有三种。①屈肘拱手，在大肠经曲池内1寸横纹端。②屈肘仰掌，在肘窝横纹中央，大筋（肱二头肌腱）外侧凹陷中。③伸臂使肘窝静脉暴露，用于三棱针放血。

针灸　直刺1～1.5寸；灸5～10分钟。

功能　调理肺气，清热和中。

主治　胸胁胀痛，咳嗽，哮喘，咯血，鼻衄，咽喉肿痛，腹痛，吐泻，小儿惊风，上肢瘫痪，肘臂挛痛等。

按语　尺泽系肺经之合穴。上述三种不同取穴法，其治疗作用有别。第一种取穴，常配肩髃、列缺、三间，治疗上肢瘫痪和肘臂痛。第二种取穴，常配膻中、定喘，治疗胸满、哮喘。第三种取穴，属点刺放血，常配少商、合谷，治疗咽喉肿痛；配委中，治疗急性腹痛、吐泻等。

二、手阳明大肠经

本经起于商阳终于迎香。取商阳、二间、三间、合谷、阳溪、曲池为井、荥、俞、原、经、合。本穴商阳。

循行概述　起于商阳，沿着食指内侧及上肢外侧上缘上行，过腕、肘、肩端、曲颊、口角至鼻孔旁边迎香和足阳明经相接。肩部的支脉，从巨骨交会督脉大椎。过颊部的支脉，入下齿，绕口环唇交会人中。肩部缺盆的支脉，入里联络肺脏，向下归属大肠。

生理功能　大肠包括回肠和大肠。大肠上接阑门，下接直肠和肛门，和肺互为表里。大肠司传送、排泄糟粕。

病理症候

经络症：牙痛颈肿，口干喉痹，咽梗不通，鼻塞流涕，鼻衄目黄，肩臂上缘至食指等大肠经循行线之肿痛、麻痹、厥冷。

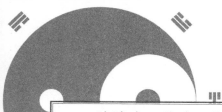

脏腑症　腹痛、肠鸣、便秘、泄泻、下血、脱肛。大肠气竭绝，则泄利无度。

商　阳（井）

部位　伸指取穴。在食指内侧（桡侧）指甲角外约1分。

针灸　斜刺1～2分或点刺出血；灸3～5分钟。

功能　清热醒神，疏泻阳明。

主治　中风，昏迷，耳鸣，耳聋，目赤，咽喉肿痛，齿痛，腮肿，热病汗不出，腹痛吐泻，乳蛾等。

按语　商阳系大肠经之井穴。有泻阳明热的作用。配少商、合谷、翳风治疗乳蛾、疖腮。配大椎、合谷、风门治发热汗不出。配人中、百会、内关治疗中风、昏迷、休克，有清热醒神作用。

二　间（荥）

部位　握拳取穴。在食指内侧（桡侧）第二掌指关节前横纹头赤白分肉间凹陷中。

针灸　斜刺1～3分；灸5～10分钟。

功能　清阳明热。

主治　鼻衄、口眼歪斜、咽喉肿痛、腮肿、食积等。

按语　二间系大肠经之荥穴，配少商、合谷治疗咽喉肿痛，加配天府、膈俞治疗鼻出血。

三　间（俞）

部位　屈指或握拳取穴。在食指内侧（桡侧）第二掌指关节后，赤白分肉间凹陷中。

针灸 直刺0.5～1.5寸；灸3～5分钟。

功能 清热止痛，疏经利节。

主治 咽喉肿痛，梗塞，肠鸣，牙痛，下泻，齿龈肿痛，手背红肿，手指拘挛，上肢瘫痪等。

按语 三间系大肠经之俞穴。与二间仅一节之隔，但二间穴长于治疗鼻衄，三间则长于本经的肠鸣亢进，急性下泄。此外尚有疏筋利节作用，对于手指拘急，握拳不开，用此穴深刺透后溪，常获显效。配天枢、气海、会阳、长强治疗腹泻。

合 谷（原）

部位 取穴法有三种。①拇食二指并拢，在拇食二指之间虎口纹头上。针沿食指侧直刺。②拇食二指张开，在虎口上赤白肉际凹陷中。针向两掌骨间近端斜刺。③握拳在第二掌指关节与第一掌骨腕端连线的中点。直刺透劳宫。

针灸 直刺0.5～1.5寸；灸5～20分钟。

功能 清泻阳明，疏风镇痛，通经开窍。

主治 头痛，面肿，目赤生翳，聋哑，鼻衄，鼻塞，牙痛，口噤不开，口眼歪斜，咽喉肿痛，疟腮，中风，瘫痪，荨麻疹，丹毒，瘛病，精神病，癫痫，吐泻，消渴，惊风，热病汗不出，三叉神经痛，扁桃体炎，臂痛，手挛，上肢麻痹，鹅掌风，滞产，难产，胎衣不下，闭经等。孕妇禁针灸。

按语 合谷系大肠经之原穴，极为常用。有较好的解表退热和通经镇痛作用。治疗相当广泛，但由于取穴和刺法不同，其适应证亦随之有别。上述第一种针法，属于常规用穴法，正如《四总要穴歌》中"面口合谷收"之句，为后世治疗头面部疾病的依据。配风池，治疗发热汗不出。配下关，治疗上牙痛。配太冲，古称"四关穴"，有开窍醒神之功，故可治疗手足抽搐、小儿惊风、中风昏迷、口噤不开等。第二种针法，是笔者治疗狂躁型精神病的经验用穴法。进针后施以赤凤摇头手法，可立即使患者出现抑制状态，起到较理想的镇静作用。第三种针法，常用于治疗鹅掌风。

阳　溪（经）

部位　手虎口向上取穴，在手腕上侧腕横纹两筋间凹陷中。翘起拇指凹陷更明显。

针灸　直刺5～8分；灸5～10分钟。

功能　清泻阳明，疏筋利节。

主治　头痛，耳鸣，耳聋，目痛生翳，咽喉肿痛，食道痉挛，腕部腱鞘炎，臂痛，腕痛、无力等。

按语　阳溪系大肠经之经穴。配合谷、阳池、外关，对手指拘挛和腕痛疗效迅速。配三间、天突、间使，治疗食道痉挛和咽喉气梗。

曲　池（合）

部位　屈肘拱手，手虎口向上取穴，在肘窝横纹头（桡侧）筋骨间凹陷中。

针灸　直刺1～1.5寸；灸5～10分钟。

功能　调理肠胃，行气活血，疏筋利节。

主治　瘰疬，喉痹，咳嗽，哮喘，腹痛，吐泻，便秘，肠痛，水肿，湿疹，荨麻疹，皮肤瘙痒症，丹毒，高血压，月经不调，上肢肿痛、麻痹、瘫痪等。

按语　曲池系大肠经之合穴，有疏风清热、行气活血、利节通络的功效。它不但是上肢筋缓臂细或拘急挛痛、半身不遂等经络症的常用穴，还对本腑的上吐下泻、大便秘结、痢疾、肠痛等病症，以及肺经的咳嗽、哮喘、咽痛、喉痹，也有一定的疗效。常用曲池透臂臑治疗淋巴结核。配合谷、风市、血海、足三里、三阴交，治疗湿疹和皮肤瘙痒。

三、足阳明胃经

本经起于承泣终于厉兑。取厉兑、内庭、陷谷、冲阳、解溪、足三里为井、荥、俞、原、经、合。本穴足三里。

循行概述　起于承泣，沿着口角绕口唇、耳前，从下颌、咽喉、缺盆、乳线脐旁及下肢外侧上缘下行，过膝、胫前面，足跗至二趾外侧端厉兑。胫部的支脉，从丰隆至中趾外侧。足跗部的支脉，从冲阳至大趾内侧端和足太阴经相接。缺盆的支脉，入里下行归属胃腑，联络脾脏。

生理功能　胃在膈下，上接食道，下通小肠，胃上口为贲门，又名上脘。下口为幽门，又名下脘，统称胃脘。和脾互为表里，胃主受纳腐熟，消化水谷，司升清降浊，为后天之本，化气生血之源泉。

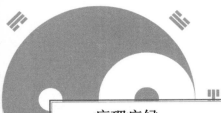

病理症候

经络症：身热阵寒，高热谵语，口唇生疮，牙痛喉肿，口喎眼斜，鼻痛流血，鼻塞流涕和胸、腹、股、胫至次趾等胃经循行线之肿痛、麻痹、厥冷。

脏腑症：胃脘胀痛，消谷善饥，呕吐酸水，水肿，肠鸣，腹部膨胀，食难消化。胃气竭绝，则不能纳谷。

厉　兑　（井）

部位　伸趾取穴。在足二趾外侧趾甲角外约1分。

针灸　斜侧1～2分或点刺出血；灸3～5分钟。

功能　清热利湿，通调肠胃。

主治　胸满，胃痛，腹胀，水肿，便秘，鼻衄，喉肿，口噤，晕厥，热病汗不出，黄疸，足痛，趾肿等。

按语　厉兑系胃经之井穴。配合谷、风池，治疗热病汗不出。配十宣、人中，治疗昏厥。

内　庭　（荥）

部位　仰卧或垂足取穴。在足背，二趾、三趾的趾缝纹头后凹陷中。

针灸　直刺3～5分；灸5～10分钟。

功能　调理胃肠，祛风活络，清热镇痛。

主治　胃痛，腹胀，痢疾，便秘，肠痈，牙痛，龈肿，口眼歪斜，鼻衄，喉痹，脚背红肿疼痛等。

按语　内庭系胃经之荥穴。配颊车、地仓、下关，治疗口眼歪斜。

陷　谷　（俞）

部位　垂足取穴。在足背内庭后约二横指，第二、三跖趾关节凹陷中。

针灸　直刺3～5分；灸5～10分钟。

功能　健脾利湿，疏风通络。

主治　头面浮肿，水肿腹痛，脚背肿痛，足麻、无力等。

按语　陷谷系胃经之俞穴。配下关、颧髎，治疗面部浮肿。

冲　阳　（原）

部位　垂足避开动脉取穴。在解溪前1寸，足背动脉凹陷中。

针灸　直刺2～3分；灸3～5分钟。

功能　健脾利湿，疏风通络。

主治　头面浮肿，牙痛，口眼歪斜，水肿，胃痛，腹胀，不思食，精神病，足背肿痛，足麻、无力等。

按语　冲阳系胃经之原穴。配中脘、足三里，治疗胃痛。

解　溪　（经）

部位　仰卧取穴。在脚腕前面（脚背与小腿交界处）横纹正中，两筋间凹陷处。

针灸　直刺5～8分；灸5～15分钟。

功能　通调肠胃，疏筋利节。

主治　头痛，面肿，腹胀，便秘，踝关节炎，足腕

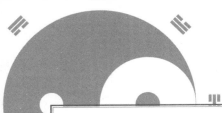

下垂、肿痛，下肢麻痹等。

按语 解溪系胃经之经穴。主要用于踝关节疾患，配丘墟、商丘治疗踝关节痛。

足三里（合）

部位 屈膝垂足取穴。在犊鼻下3寸，大骨（胫骨脊）外缘凹陷中。

针灸 直刺1～1.5寸；灸10～15分钟。

功能 调理脾胃，疏通经络，镇痉止痛。

主治 胃痛，腹胀，胃酸缺乏，呕吐，泻痢，肠鸣，便秘，消化不良，水肿，神经衰弱，急、慢性肠胃炎，下肢肿痛、麻痹，痹症，瘫痪等。

按语 足三里系胃经之合穴。主治范围很广，为四总要穴之一，是治疗胃肠疾患的常用穴。配中脘，治疗急、慢性胃痛，常获显效。配中脘、天枢、气海，治疗急、慢性胃肠炎、消化不良等病。配环跳、阳陵泉、悬钟，治疗下肢瘫痪、小儿麻痹后遗症、风湿痹症等。30岁以上的人，常灸此穴，可以保健。

四、足太阴脾经

本经起于隐白终于大包。取隐白、大都、太白、商丘、阴陵泉为井、荥、俞、经、合。本穴太白。

循行概述 起于隐白，沿着大趾内侧赤白肉际及下肢内侧前缘上行，过内踝、胫骨内侧、腹股沟、腹部至胸外侧大包。腹部入胃的支脉，穿过横膈和手少阴经相接。腹部从冲门进入腹腔的支脉，过中极、关元、下脘、期门、横膈，夹咽喉，连舌本，并归属脾脏，联络胃腑。

生理功能　脾在腹中，和胃互为表里。脾主肌肉，开窍于口，连系舌本。脾司运化，把食物中的精华输布到全身，为生化之源，且有益气统血，营养五脏、六腑、四肢、百骸和肌肉的功能。

病理症候

经络症：舌根强痛，股、膝内侧至大趾等脾经循行线之肿痛、麻痹、厥冷。

脏腑症：胃痛痞满，腹胀呕吐，消化不良，嗳气，便溏，黄疸，痰饮，肢体沉重无力。脾气竭绝，则肌肉得不到脾的营养，而见肌肉松软，舌萎缩，人中部肿满，口唇外翻。

隐　白　（井）

部位　伸趾取穴。在足大趾内侧趾甲角外约1分。

针灸　斜刺2～3分或点刺出血；灸3～5分钟。

功能　开窍醒神，益气统血。

主治　昏厥，癫狂，呕吐，腹胀，食不下，泄泻，小儿抽搐，鼻衄，崩漏，带下，月经不调等。

按语　隐白系脾经之井穴。脾为统血之脏，脾失运健，统摄无权，则血不归经，经水过期不止，甚或崩漏，常以隐白为主穴，配关元治疗经漏，加配行间治疗血崩，配人中治疗失血之昏迷。近代配关元、血海、三阴交等穴，治疗功能性子宫出血。

大　都　（荥）

部位　仰卧或盘膝取穴。在足大趾内侧，第一跖趾关节前横纹头陷中。

针灸　向下斜刺1~3分；灸2~5分钟。

功能　健脾利湿，镇惊熄风。

主治　热病汗不出，胃痛，腹胀，呕吐，暴泻，小儿惊风，足痛，厥冷，足趾肿痛等。

按语　大都系脾经之荥穴。常用于热病表实无汗，胃肠实热，疼痛拒按，热邪内闭，四肢厥逆及小儿惊风。《甲乙经》说："热病汗不出且厥……大都主之。"可见该穴有清泄里热、疏散表邪、畅达气机、镇惊熄风的作用，配人中、合谷，治疗小儿惊风。

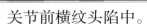

太　白（俞）

部位　仰卧或盘膝取穴。在足内侧，第一跖趾关节后，骨下凹陷中。

针灸　直刺3~5分；灸5~10分钟。

功能　健脾利湿，通调肠胃。

主治　胃痛，胸满，腹胀，肠鸣，腹痛，呕吐，泻痢，便血，便秘，消化不良，肢体沉重，脚气等。

按语　太白系脾经之俞穴，又是原穴，有清热化湿的作用。可治疗时病所致之身热烦满、吐利、腹痛等胃肠疾患。配内关、足三里、大椎、天枢、合谷，治疗发热身重、腹痛胀满、上吐下泻。

商　丘（经）

部位　垂足取穴。在内踝前下方凹陷中。

针灸　直刺0.5~1寸；灸3~5分钟。

子午流注与灵龟八法

功能 健脾利湿。

主治 呃逆，呕吐，肠鸣，腹胀，消化不良，痢疾，泻泄，便秘，舌强、肿痛，足踝关节红肿、酸痛、麻痹等。

按语 商丘系脾经之经穴。主要用于健脾利湿。配天枢、气海、足三里治疗急性腹痛泻泄，加配关元、脾俞、三焦俞治疗因脾阳运化失调所致的慢性腹泻。

阴陵泉 （合）

部位 仰卧或垂足取穴。在膝窝里面横纹头下2寸，胫骨头下缘凹陷中。

针灸 直刺1～2寸；灸5～15分钟。

功能 健脾利湿，调补肝肾。

主治 腹痛，胀满，水肿，泄泻，小便不利，遗精，遗尿，尿闭，月经不调，带下，阴痛，腿膝肿痛、麻痹等。

按语 阴陵泉系脾经之合穴。也是下肢俞穴中较常用的经穴之一。主治脾肾二经症候。有温运中焦，清利下焦之功。故凡由中焦虚寒与下焦湿热所致的病症，皆可选用此穴施治。配水道、中极、复溜，治疗水肿。

五、手少阴心经

本经起于极泉终于少冲。取少冲、少府、神门、灵道、少海为井、荥、俞、经、合。本穴少府。

循行概述 起于心中，连"心系"夹咽喉连"目系"，并归属心脏，向下联络小肠。上肺横出腋窝部的极

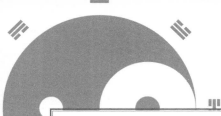

泉，沿着上肢内侧下缘下行，过肘、腕尺侧至小指内侧端少冲和手太阳经相接。

生理功能　心居胸中，被心包围护，和小肠互为表里，开窍于舌。心主血脉，主宰血脉之运行，濡养全身，为生命活动之中心，又主神明，是情志思维活动之中枢。

病理症候

经络症：手心热痛，上臂内侧后缘心经循行线之肿痛、麻痹、厥冷。

脏腑症：心痛，不眠，咽干，目黄，口渴欲饮，心悸，健忘，惊恐烦乱，哭笑无常。心气竭绝，则脉道不通，血不流行，而见头发颜色不润泽，面色黑瘦如柴。

少　冲（井）

部位　伸指取穴。在小指内侧（桡侧）指甲角外约1分。

针灸　斜刺1～2分或点刺出血。

功能　行气活血，清热醒神。

主治　心悸，心痛，胸胁胀满，目黄，癔病，癫狂，中风，中暑，惊风，昏厥等。

按语　少冲系心经之井穴。长于高热惊厥和中风昏迷的治疗。配合谷、太冲、人中，治疗小儿惊风。配风府、十宣、合谷，治疗中风昏迷。

少　府（荥）

部位　仰掌屈指取穴。在无名指和小指之间，掌心内第一道横纹尺侧凹陷中。

针灸　直刺3～5分；灸3～5分钟。

功能　行气活血，清心导火。

主治　心痛，烦满，胸中痛，心悸，心律不齐，失眠，阴痒，小便短赤，手指拘挛，手掌多汗等。

按语　少府系心经之荥穴，功同神门，都有治疗心病的作用。但少府主要用于风湿性心脏病、心律不齐及心绞痛的治疗；而神门有治疗精神病、癔病及神经衰弱的作用。另外，本穴尚有治阴痒、小便不利的功能。配三阴交、关元，治疗遗尿。配关元、会阴，治疗阴部湿疹瘙痒。

神　门　（俞）

部位　仰掌取穴。在手掌面尺侧第一道腕横纹的两筋间凹陷中。

针灸　直刺3～5分；灸3～5分钟。

功能　行气活血，宁心安神。

主治　心痛，烦满，心悸，怔忡，健忘，失眠，无脉症，癔病，癫狂，吐血，惊风，神经衰弱等。

按语　神门系心经之俞穴，也是本经的原穴。为治疗心血管、脑神经系统病症的常用穴。配内关、心俞、膻中、乳根，治疗心绞痛、阵发性心动过速、心律不齐等症。配百会、印堂、风池、三阴交，治疗神经衰弱。配人中、百会、合谷，治疗癔病。

灵　道　（经）

部位　伸肘仰掌取穴。在神门后1寸5分，两筋间凹陷中。

针灸　直刺5～8分；灸3～5分钟。

功能　行气活血，宁心醒神。

主治　心痛，干呕，暴喑不语，神昏，失眠，悲恐，癔病，尺神经麻痹，手痒，臂肘挛痛等。

按语　灵道系心经之经穴，是治疗心脏病和癔病的主穴。配内关、心俞、厥阴俞、膻中，治疗心脏病。配人中、合谷、巨阙，治疗癔病。

少　海（合）

部位　屈肘成直角取穴。在肘关节内侧（尺侧）横纹头凹陷中。

针灸　直刺0.5～1寸；灸5～10分钟。

功能　行气活血，化痰宁心。

主治　头痛，目眩，健忘，癫痫，癔病，心痛，呕吐，瘰疬，腋下肿痛，手颤，肘挛，上肢不能抬举等。

按语　少海系心经之合穴。可用于癫狂等症，手臂肘挛痛、功能障碍，也常选用此穴。近年来主要用于手颤动和瘰疬的治疗，配曲池、内关透外关、合谷治疗手臂震颤，配阿是、巨骨治疗颈淋巴结核。

六、手太阳小肠经

本经起于少泽终于听宫。取少泽、前谷、后溪、腕骨、阳谷、小海为井、荥、俞、原、经、合。本穴阳谷。

循行概述　起于少泽，沿着小指外侧及上肢外侧下缘上行，过腕、肘、肩胛、颈、颧骨至耳前听宫。肩上的支脉，交会督脉大椎。肩上入缺盆的支脉，下行联络心脏、归属小肠。耳前的支脉，从颧髎至内眼角和足太阳经相接。

生理功能　小肠上接胃的幽门，下连大肠的阑门，和心互为表里。小肠受盛胃中水谷，分利清浊，吸收营养，传递糟粕。

病理症候

经络症：颊肿，口糜，咽喉肿痛，耳聋，目黄，肩、肘臂外侧后缘小肠经循行线之肿痛、麻痹。

脏腑症：小腹痛，腰脊痛引睾丸，疝气，小便赤涩，尿闭，尿血，小肠气竭绝，则发直焦脆如干麻，自汗不止。

少　泽（井）

部位　伸指取穴。在小指外侧（尺侧）指甲角外约1分。

针灸　斜刺1～2分或点刺出血；灸3～4分钟。

功能　清热醒神，活络通乳。

主治　中风昏迷，头痛，项强，目翳，鼻衄，咽喉肿痛，疟疾，热病，乳汁不足，乳腺炎等。

按语　少泽系小肠经之井穴。因有散风解表的作用，故可用于表证头痛、寒热无汗等症。能通络清热，为治疗乳痈肿痛和乳汁不通的主穴。配乳根、阿是，治疗乳腺炎。配膻中、膺窗、乳根、中脘，治疗乳汁分泌不足。

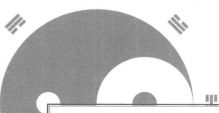

前　谷（荥）

部位　握拳取穴。在小指外侧（尺侧）第五掌指关节前横纹头赤白肉际凹陷中。

针灸　斜刺2～3分；灸3～5分钟。

功能　清热疏风。

主治　头项强痛，耳鸣，耳聋，目痛，鼻衄，颊肿，痄腮，疟疾，热病，乳汁不足，手指麻木等。

按语　前谷系小肠经之荥穴。局部应用，主要治疗掌、指的一些疾患。远端用该穴，治疗面颊和咽喉的病症。配外关、阳谷，治疗小指麻木。

后　溪（俞）

部位　握拳取穴。在小指外侧（尺侧）第五掌指关节后横纹头上方的赤白肉际凹陷中。

针灸　直刺5～8分；灸5～10分钟。

功能　散风清热，疏经活络。

主治　头项强痛，目翳，耳聋，癫痫，癔病，疟疾，感冒，热病，臂痛，小儿麻痹后遗症，指挛，鹅掌风，瘫痪等。

按语　后溪系小肠经之俞穴，又是八脉交会穴之一，通督脉。主要功用：清心宁志，治疗癔病、癫痫、精神病；清心导火，治疗小便短赤，心移热于小肠的见症；清热解表，治疗外感发热、疟疾。配风池、阿是，治疗颈项强痛。配大椎、陶道、申脉，治疗感冒及疟疾。

腕　骨　（原）

部位　握拳取穴。在手腕外侧（尺侧）腕横纹前约一横指，赤白肉际凹陷中。

针灸　直刺0.5～1寸；灸5～10分钟。

功能　清热散风，疏经活络。

主治　头痛，耳鸣，目痛生翳，颈项强痛，尺神经麻痹，臂痛，指挛，手肿，瘫痪，消渴等。

按语　腕骨系小肠经之原穴。有清热散风、舒筋活络的作用。治胆火上浮，耳鸣，耳聋，肝火上攻，目赤生翳，湿热黄疸，指、腕、臂肘挛痛不得屈伸。配外关、阳池，治疗腕关节炎和五指麻木。

阳　谷　（经）

部位　屈腕取穴。在手背腕横纹外侧（尺侧），尺骨小头之前凹陷中。

针灸　直刺2～3分；灸5～10分钟。

功能　清热泻火，疏筋利节。

主治　耳鸣，目眩，颈、颌肿痛，臂痛，手腕酸痛等。

按语　阳谷系小肠经之经穴。配合谷、人中、内关，治疗心肝火盛之癫狂诸症。配液门、侠溪、听宫，治疗肝胆火邪所致之耳聋、耳鸣及两胁疼痛。

小　海　（合）

部位　屈肘取穴。在肘尖（尺骨鹰嘴）与肘内高骨（肱骨内上髁）之间的凹陷中。

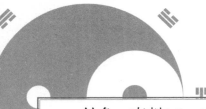

針灸　　直刺0.5~1寸；灸5~10分钟。

功能　　清心导火，疏筋利节。

主治　　耳聋，目眩，牙痛颊肿，颈项强痛，小便短赤，癫痫，精神病，尺神经麻痹，臂痛，震颤，瘫痪等。

按语　　小海系小肠经之合穴。主要用于本经所过部位及器官的病症，如肩、臂、肘、颈的疼痛和耳、目、颧、颊的疾患。配支正、阳谷、腕骨，治疗尺神经麻痹。

七、足太阳膀胱经

本经起于睛明终于至阴。取至阴、通谷、束骨、京骨、昆仑、委中为井、荥、俞、原、经、合。本穴通谷。

循行概述　　起于睛明，沿着眉头、前额、头顶、项、背及下肢后面下行，过腰、臀、膝窝、腿肚、外踝后至小趾外侧端至阴和足少阴经相接。头部的支脉，交百会入里络脑。头顶的支脉，横行于耳上角。臀部的支脉，从秩边交环跳而下行。背脊的支脉，入里联络肾脏，归属膀胱。

生理功能　　膀胱位于小腹，和肾互为表里。膀胱藏津液，司气化，主汗、尿之排泄。

病理症候

经络症：发热恶寒，头痛，鼻衄，鼻寒流涕，目痛流泪，项、背、腰、臀和膝后面至足等膀胱经循行线之肿痛、麻痹、厥冷。

脏腑症：小便不利，遗尿，尿赤，尿浊，尿血，蓄血发狂。膀胱气绝，则遗尿狂言，目反直视。

至 阴 （井）

部位 伸趾取穴。在足小趾外侧，趾甲角外约1分。

针灸 向下斜刺1～2分或点刺出血；灸3～5分钟。

功能 清热散风，通利下焦。

主治 头痛，眩晕，目痛，鼻塞，遗精，尿闭，滞产，难产，胞衣不下，胎位不正等。孕妇禁针。

按语 至阴系膀胱经之井穴。是远距离取穴的常用穴，对于头、面诸疾均可选配此穴。灸本穴尚有矫正胎位的作用。配风池、瞳子髎、攒竹，治疗头痛、目痛。

足通谷 （荥）

部位 屈趾取穴。在第五跖趾关节前下方，横纹头凹陷中。

针灸 向下斜刺3～5分；灸3～5分钟。

功能 清热散风，疏经活络。

主治 头痛，目眩，颈项强痛，足趾肿痛等。

按语 足通谷系膀胱经之荥穴。可疏风清热。配申脉、天柱、攒竹、太阳，治疗头痛目眩。

束 骨 （俞）

部位 垂足取穴。在第五跖骨小头后下方，赤白肉际凹陷中。

针灸 直刺3～5分；灸3～5分钟。

功能 清热散风，疏经活络。

主治 头痛，项强，目赤，目眩，目黄，耳聋，腰痛，小腿酸痛、抽筋等。

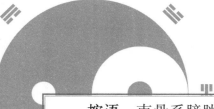

按语　束骨系膀胱经之俞穴。有清热利湿之功，配肝俞、胆俞、期门、中脘、阳陵泉治疗身热、目黄。

京　骨（原）

部位　伸趾取穴。在第五跖骨粗隆前下方，赤白肉际凹陷中。

针灸　直刺3～5分；灸3～5分钟。

功能　清热散风，疏经活络。

主治　头痛，项强，目痛，眩晕，心痛，腰胯酸痛，腿脚挛痛等。

按语　京骨系膀胱经之原穴。有疏经络，通心脉的作用。配风池、后溪、阿是，治疗头痛、项背强痛。配心俞、内关、膻中，治疗心痛。

昆　仑（经）

部位　垂足取穴。在外踝尖后，脚跟上的大筋（跟腱）前凹陷中。

针灸　直刺0.5～1寸；灸5～10分钟。

功能　疏筋利节，解表散寒。

主治　头痛，项强，腰背强痛，坐骨神经痛，阴部肿痛，难产，胎衣不下，足跟肿痛，脚气，下肢瘫痪、麻痹等。

按语　昆仑系膀胱经之经穴。有疏通经络的作用。配肾俞、关元俞、阿是，治疗腰背痛。配次髎、会阳、曲骨，治疗阴部肿痛。

子午流注与灵龟八法

委　中 （合）

部位　俯卧避开动脉取穴。在膝窝横纹中央，动脉侧凹陷中。

功能　清热散邪，疏筋利节。

主治　腰背痛，膝肿痛，腹痛吐泻，下肢挛痛，麻痹等。

按语　委中系膀胱经之合穴。是有名的"四总"穴之一，为治疗腰背病症的主穴。配肾俞、关元俞，治疗腰痛。配尺泽点刺出血，治疗暑热和腹痛吐泻。

八、足少阴肾经

本经起于涌泉终于俞府。取涌泉、然谷、太溪、复溜、阴谷为井、荥、俞、经、合。本穴阴谷。

循行概述　起于涌泉，沿着脚心及下肢内侧后缘上行，过脚跟、内踝后、膝股内侧、会阴、脐旁至胸部俞府。入肺的支脉，沿喉咙至舌根两侧。会阴部的支脉，从长强入里归属肾脏，联络膀胱。从胸部入肺的支脉，联络心脏，注于胸中，和手厥阴经相接。

生理功能　肾居下焦，内藏元阴元阳，为水火之脏，和膀胱互为表里，开窍于耳。主藏精，为生殖发育之源，先天之本。主骨，生髓，司听力和体内津液之平衡，有润养五脏之功能。

病理症候

经络症：咽喉肿痛，下肢内侧后缘肾经循行线之肿痛、麻痹、厥冷，足心热痛。

脏腑症：咳血，气喘，水肿，便秘或泄泻，遗精，阳痿，心悸，恐惧，腰酸，腿软，耳鸣，眼花，口干舌燥，目视不清。肾气竭绝，则不能营养骨髓而骨枯，肌肉无所附着而退缩，可见齿松无华，发枯不润。

涌　泉（井）

部位　仰卧屈足卷趾取穴。在足心前凹陷中。

针灸　直刺5～8分；灸3～5分钟。

功能　清热醒神，交济心肾。

主治　头痛，目眩，中风，昏迷，休克，身热，咽喉肿痛，小便不利，水肿，黄疸，小儿惊风，癔病，足趾痛不能履地等。

按语　涌泉系肾经之井穴。有开窍醒神、交济水火的作用。虚火上炎可壮水制火，实火炽盛能釜底抽薪。刺灸按摩的效果可达巅顶。配百会、人中、合谷，治疗癔病。配颊车、翳风、合谷，治疗咽喉肿痛。配人中、十宣、合谷，治疗小儿惊风和休克。

然　谷（荥）

部位　仰卧取穴。在内踝前舟骨下凹陷中。

针灸　直刺5～8分；灸3～5分钟。

功能　滋阴补肾，清热利湿。

主治　咽喉肿痛，咳血，心痛，遗精，阳痿，泄痢，自汗，盗汗，消渴，小儿脐风，阴痒，月经不调，足跗肿痛，脚气等。

按语　然谷系肾经之荥穴。既可滋阴清热，又可益火祛寒。配人中、合谷，治疗小儿脐风。配肾俞、关元俞、关元，治疗遗精、阳痿。

太　溪（俞）

部位　垂足取穴。在内踝尖后、脚跟上的大筋（跟腱）前凹陷中。

针灸　直刺5~8分；灸3~5分钟。

功能　滋阴补肾，清热利湿。

主治　咽喉肿痛，心痛，咳嗽，遗尿，尿频，浮肿，阳痿，遗精，耳聋，牙痛，失眠，膀胱炎，肾炎，神经衰弱，月经不调，下肢麻痹，足跟肿痛等。

按语　太溪系肾经之俞穴，又是原穴。可调治三焦，滋阴补肾。配水分、气海、水道，治疗水湿泛滥，周身浮肿。配膀胱俞、中极、水道，治疗尿路感染和膀胱炎。

复　溜（经）

部位　垂足取穴。在太溪上2寸，跟腱前缘。

针灸　直刺5~8分；灸3~5分钟。

功能　滋阴补肾，清热利湿。

主治　水肿，腹水，腹胀，泻痢，尿道感染，消渴，淋病，尿闭，舌干，视力减退，盗汗，自汗，肾炎，小儿麻痹后遗症，月经不调，足萎，小腿寒冷，下肢浮肿等。

按语　复溜系肾经之经穴。有培补肾气之作用。治疗肾阴亏损，或水道不通，寒湿停滞或湿热下注。配水分、水道、中极，治疗腹水和下肢水肿。配合谷，可止汗。

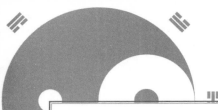

阴　谷　（合）

　　部位　外展微屈膝取穴。在膝窝内侧横纹头，两筋之间凹陷中。

　　针灸　直刺5～8分；灸3～5分钟。

　　功能　调补肝肾，清热利湿。

　　主治　阳痿，疝气，阴囊湿痒，小便频急，遗尿，尿闭，腹胀，崩漏，赤白带下，膝内侧痛等。

　　按语　阴谷系肾经之合穴。有升举下焦、清利湿热之功。配水道、中极、复溜，治疗小便短赤涩痛；加配关元、肾俞、上髎，治疗白带过多、阴痒和阴囊湿疹。

九、手厥阴心包络经

　　本经起于天池终于中冲。取中冲、劳宫、大陵、间使、曲泽为井、荥、俞、经、合。本穴劳宫。

　　循行概述　起于胸中，入里归属心包络，向下联络上、中、下三焦。出胸部天池，沿着腋窝及上肢内侧心、肺二经之间下行。过肘、腕、掌心至中指端中冲，掌心的支脉，从劳宫走向无名指外侧端和手少阳经相接。

　　生理功能　心包居于胸中，护于心脏之外，和三焦互为表里，代心行事。

　　病理症候

　　经络症：腋下肿，肘、臂拘急或痉挛，掌心发热。

　　脏腑症：心痛，胸闷，心悸，烦躁，喜笑无常，癫狂。心包络气竭绝，则阳反独留，形体如烟熏，目直视，摇头。

中 冲 （井）

部位　伸指取穴。在中指尖正中，指甲前约1分。

针灸　斜刺1～2分，或点刺出血。

功能　活血开窍，清热散邪。

主治　心痛，心烦，热病汗不出，中风，中暑，昏迷，晕厥，休克，吐泻，癫痫，癔病，急、慢性惊风等。

按语　中冲系心包络经之井穴。有醒神救脱之功，常用于中风昏迷、晕厥、休克等神志不清诸症。配人中、内关、合谷，治疗小儿惊风。配十宣、人中，治疗中暑、中风之昏迷。

劳 宫 （荥）

部位　仰掌屈指取穴。在中指和无名指之间，掌心内第一道横纹的凹陷中。

针灸　直刺3～5分；灸3～5分钟。

功能　活血开窍，清热散邪。

主治　心痛，呕吐，胸胁痛，胃痛，大小便带血，鼻衄，黄疸，癫痫，癔病，热病汗不出，中风、昏迷，手掌多汗，鹅掌风等。

按语　劳宫系心包络经之荥穴。有开窍醒神的作用。配人中、神门、合谷，治疗癔病、哭笑无常。

大 陵 （俞）

部位　仰掌取穴。在手掌面的腕横纹正中，两筋之间凹陷中。

针灸　直刺3～5分，灸3～5分钟。

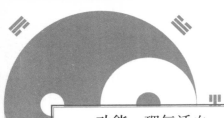

功能　理气活血，宁心安神，清热散邪。

主治　心痛，心悸，癫痫，癔病，胃痛，中暑，头痛，热病汗不出，咽喉肿痛，呕吐，胸胁痛，神经衰弱，肘、臂、手挛痛等。

按语　大陵系心包络经之俞穴，也是本经原穴。功同内关，但偏于安神定志、疏通心络。配人中、内关、合谷，治疗癔病。

间　使　（经）

部位　仰掌取穴。在大陵后3寸，两筋之间。

针灸　直刺5～8分；灸3～5分钟。

功能　清热化痰，宁心安神。

主治　心痛，心悸，胃痛，呕吐，中风，昏迷，癫痫，癔病，精神病，疟疾，热病，小儿惊风，肘臂挛痛等。

按语　间使系心包络经之经穴。有祛痰开窍、养心安神之功，配人中、合谷、丰隆，治疗痰蒙心窍之癫狂、癔病等症。配心俞、膻中、乳根、神封，治疗心动过速、心律不齐。

曲　泽　（合）

部位　屈肘取穴。在肘窝横纹中央，大筋（肱二头肌腱）内侧凹陷中。

针灸　直刺5～8分，或点刺出血。

功能　清热除烦，疏筋活血。

主治　心痛，心悸，胃痛，腰痛，腹泻，呕吐，身热，烦渴，臂肘挛痛等。

按语　曲泽系心包络经之合穴。有通心络、除烦热、利暑湿的作用。配心俞、膻中、内关，治疗心胸疼痛，胸满烦热。配委中点刺放血，治疗暑温高热、上吐下泻。

十、手少阳三焦经

本经起于关冲终于丝竹空。取关冲、液门、中渚、阳池、支沟、天井为井、荥、俞、原、经、合。本穴支沟。

循行概述　起于关冲，沿着无名指及上肢外侧大、小肠二经之间上行，过腕、肘、肩、颈、耳后、耳前至眉外丝竹空和足少阳经相接。肩上的支脉，由天髎交会肩井与大椎。然后从缺盆入里联络心包络，向下归属上、中、下三焦。

生理功能　三焦有上、中、下之分，和心包络互为表里，主通调水道。

病理症候

经络症：耳聋、耳鸣，外眼角痛，咽喉肿痛，咽梗，颊肿，耳后和肩、臂、肘外侧至无名指等三焦经循行线之肿痛、麻痹。

脏腑症：腹胀，水肿，遗尿，小便不利。三焦气竭绝，上焦竭则善噫，中焦竭则不能消谷，下焦竭则遗尿失便。

关　冲　（井）

部位　伸指取穴。在无名指外侧（尺侧）指甲外约1

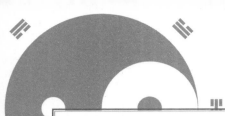

分。

针灸 斜刺1～2分，或点刺出血；灸3～5分钟。

功能 清三焦热，醒神开窍。

主治 头痛，目赤，目翳，目视不明，热病，口干，腹痛，吐泻，心烦，咽喉肿痛，疟腮，中暑，中风，昏迷等。

按语 关冲系三焦经之井穴。有清热醒神的作用。配颊车、翳风、合谷，治疗口干咽痛和疟腮。

液　门　（荥）

部位 握拳取穴。在小指和无名指的指缝纹头后凹陷中。

针灸 直刺3～5分；灸5～10分钟。

功能 清三焦热，开窍聪耳，疏筋利节。

主治 头痛，眩晕，目赤，肿痛，咽喉肿痛，疟疾，耳鸣，耳聋，牙痛，手背红肿，痒痛，手指拘挛等。

按语 液门系三焦经之荥穴。有清热泻火、安神宁志的作用。配太阳、下关、颊车、合谷，治疗目赤涩痛、牙痛、咽肿、眩晕、耳鸣等虚火上炎之症。

中　渚　（俞）

部位 俯掌或握拳取穴。在液门后一寸半掌骨间。

针灸 直刺3～5分；灸3～5分钟。

功能 清三焦热，开窍聪耳，疏筋利节。

主治 头痛，眩晕，目赤，耳聋，聋哑，耳鸣，咽喉肿痛，疟疾，热病汗不出，前臂痛，手肿痒痛，指难屈伸等。

按语 中渚系三焦经之俞穴。有清热开窍、疏筋活血的作用。配耳门、听宫、率谷，治疗耳鸣、耳聋。配合谷，治疗指难屈伸。

阳　池（原）

部位 俯掌取穴。在手背面横纹正中凹陷处。

针灸 直刺3～5分；灸5～10分钟。

功能 清三焦热，疏筋利节。

主治 感冒，疟疾，耳聋，口干，消渴，虚劳，上肢肿痛、麻痹，手腕肿痛、无力、下垂等。

按语 阳池系三焦经之原穴，是调理上、中、下三焦气机的重要穴位。有宣肺解表、滋阴除烦、清热利湿之功。为很多慢性病之整体疗法中不可缺少的穴位。日人泽田健氏，常以左阳池灸治子宫曲屈（如左、右屈，前、后倾）。临床常配风池、大椎、曲池、合谷，治疗感冒、发热头痛等症。配脾俞、肾俞、三阴交、照海，治疗消渴。配膏肓、百劳、肺俞、肾俞、关元、足三里，治疗虚痨。配中脘、气海、足三里，治疗脘腹胀满。配曲池、四渎、外关，治疗手腕无力及下垂。

支　沟（经）

部位 俯掌取穴，在阳池后3寸，两骨之间凹陷中。

针灸 直刺5～8分；灸5～10分钟。

功能 清三焦热，通关开窍，疏经活络。

主治 耳鸣，耳聋，热病汗不出，暴哑不语，口噤

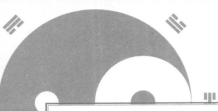

不开，胸胁胀痛，浮肿，呕吐，便秘，经闭，上肢酸痛，瘫痪等。

按语 支沟系三焦经之经穴。配阳陵泉、膈俞、肝俞、膻中，治疗胸胁胀痛。配次髎、照海，治疗习惯性便秘。

天　井（合）

部位 屈肘或手掌按头取穴。在肘尖上1寸凹陷中。

针灸 直刺5~8分；灸3~5分钟。

功能 清热化痰，疏经利节。

主治 头痛，项强，耳鸣，耳聋，瘰疬，颈肿，颊肿，咽喉肿痛，胸胁胀痛，咳嗽，癫痫，肘臂酸痛、麻痹等。

按语 天井系三焦经之合穴。配肘髎、曲池、手三里，治疗肘关节炎。

十一、足少阳胆经

本经起于瞳子髎终于窍阴。取窍阴、侠溪、临泣、丘墟、阳辅、阳陵泉为井、荥、俞、原、经、合。本穴临泣。

循行概述 起于瞳子髎，绕额角、前额、耳前、耳后、偏头部，沿着肩、侧胸、胁下、小腹外侧、胯骨及下肢外侧下行，过膝、胫外侧、外踝前面、足跗至四趾外侧端窍阴。肩部的支脉，从肩井交会大椎。肩部入缺盆的支脉，穿过横膈联络肝脏，归属胆腑，足跗部的支脉，从足临泣入大趾和足厥阴经相接。

生理功能　胆附于肝，主贮藏与输出胆汁，和肝互为表里。古人认为胆性刚直、豪壮、果断，说明与精神活动有密切关系。

病理症候

经络症：往来寒热，头额痛，外眼角痛，缺盆和腋下肿痛，胸、胁和股、膝外侧至足四趾等胆经循行线之肿痛、麻痹。

脏腑症：胸、脘烦满，胁痛，口苦，呕吐，胆怯易惊，善太息，皮肤不润，胆气竭绝，则眉必倾。

足窍阴 （井）

部位　伸趾取穴，在足四趾外侧，趾甲角外约1分。

针灸　斜刺1~2分，灸3~5分钟。

功能　清肝胆热。

主治　头痛，失眠，目痛，心烦，咳逆，哮喘，咽喉肿痛，舌强，胸胁胀痛，热病，耳聋，手足烦热等。

按语　足窍阴系胆经之井穴。有清热养阴之功。配颊车、翳风、合谷、少商，治疗咽喉肿痛。

侠　溪 （荥）

部位　垂足取穴。在小趾四趾的趾缝纹头后凹陷中。

针灸　向下斜刺3~5分；灸3~5分钟。

功能　清肝胆热，疏经活络。

主治　头痛，眩晕，目痛不明，颊肿，耳鸣，耳聋，胸胁胀痛，浮肿，疟疾，热病，全身串痛，足背肿痛、麻木，足趾挛痛等。

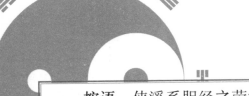

按语　侠溪系胆经之荥穴。有疏肝清热的作用。配听宫、听会、翳风，治疗耳鸣、耳聋等。

足临泣（俞）

部位　垂足取穴，在足背小趾四趾缝纹头后1寸5分，小筋后骨缝中。

针灸　直刺3～5分；灸3～5分钟。

功能　清肝胆热，疏经止痛。

主治　头痛，耳鸣，目痛，目眩，胸满，胁肋胀痛，瘰疬，疟疾，热病，寒热往来，乳痛，月经不调，足背肿痛等。

按语　足临泣系胆经之俞穴。八脉会穴之一，通带脉，有疏肝解郁、理气止痛之功。配肝俞、期门、外关，治疗两胁疼痛。配大椎、陶道、外关，治疗疟疾。

丘　墟（原）

部位　垂足取穴。在外踝前下方凹陷中。

针灸　直刺3～5分；灸3～5分钟。

功能　清肝胆热，疏筋利节。

主治　颈项强痛，胸胁胀痛，腋下肿痛，胆囊炎，半身不遂，腿痛、转筋、麻痹，外踝和足跟肿痛等。

按语　丘墟系胆经之原穴。有清泻肝胆的作用。配肝俞、胆俞、期门、日月、中脘、阳陵泉，治疗胆囊炎。配悬钟、解溪，治疗外踝肿痛。

阳　辅（经）

部位　垂足取穴。在外踝尖上4寸，腓骨前缘两筋间。

针灸 直刺1～1.5寸；灸3～5分钟。

功能 清肝胆热，疏经活络。

主治 头痛，目痛，胸满，胁痛，腋下肿痛，坐骨神经痛，下肢挛痛、麻痹、瘫痪、半身不遂等。

按语 阳辅系胆经之经穴。配环跳、风市、阳陵泉、足三里，治疗下肢偏瘫。

阳陵泉 （合）

部位 屈膝或垂足取穴。在膝窝外面横纹头下2寸，腓骨小头前下方凹陷中。

针灸 直刺1～1.5寸；灸10～15分钟。

功能 清泄肝胆，疏筋利节。

主治 胸满，胁痛，黄疸，呕吐，全身拘挛，腰痛，坐骨神经痛，肋间神经痛，肝炎，胆囊炎，高血压，膝部经肿，下肢肿痛，瘫痪，半身不遂，小儿麻痹后遗症等。

按语 阳陵泉系胆经之合穴，也是八会穴之中筋会。有疏肝胆、清湿热、疏筋利节的作用，是临床极为常用的腧穴。配肝俞、胆俞、期门、日月、中脘、内关、足三里，治疗胆囊炎。配曲池、外关、合谷、环跳、三阴交，治疗四肢痉挛。

十二、足厥阴肝经

本经起于大敦终于期门。取大敦、行间、太冲、中封、曲泉为井、荥、俞、经、合。本穴大敦。

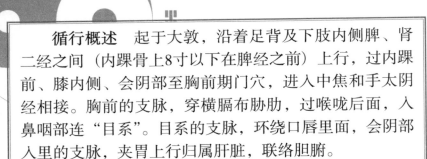

循行概述　起于大敦，沿着足背及下肢内侧脾、肾二经之间（内踝骨上8寸以下在脾经之前）上行，过内踝前、膝内侧、会阴部至胸前期门穴，进入中焦和手太阴经相接。胸前的支脉，穿横膈布胁肋，过喉咙后面，入鼻咽部连"目系"。目系的支脉，环绕口唇里面，会阴部入里的支脉，夹胃上行归属肝脏，联络胆腑。

生理功能　肝在胁下，和胆互为表里。肝主筋，开窍于目，司血液之贮藏调节，主全身筋、骨、关节之屈伸。肝性刚强，喜条达恶抑郁，说明精神情志之变化与肝有密切关系。

病理症候

经络症：腰痛，疝气，小腹肿痛，遗尿，尿闭。

脏腑症：胸满，胁痛，口苦，呕吐，呃逆，症瘕积聚，月经不调，头晕，目眩，急、慢惊风，手、足拘挛。肝气竭绝，则不能生血养筋，而见拘急痉挛，唇青，舌卷，睾丸上缩。

大　敦　（井）

部位　伸趾取穴。在足大趾外侧趾甲角外约1分。

针灸　向上斜刺2～3分；灸5～10分钟。

功能　清热醒神，固冲止崩，升举下陷。

主治　小便频数，遗尿，腹胀，肿痛，失血，昏厥、疝气，茎中痛，阴部瘙痒，淋病，崩漏，子宫脱垂等。

按语　大敦系肝经之井穴。功长调肝和血，并有清热利湿作用。配关元、归来、三阴交，治疗月经过多和功能性子宫出血。配中注、四满、关元、三阴交，治疗外阴湿疹瘙痒、淋病和疝气。

行　间（荥）

部位　垂足取穴。在足大趾二趾趾缝纹头后凹陷中。

针灸　直刺3～5分；灸5～10分钟。

功能　舒肝理气，调经和血，镇惊止痛。

主治　胸满，胁痛，善怒，目肿流泪，心痛，咳逆，呕血，胃痛，腹痛，癥病，癫痫，惊风，疝气，遗尿，尿血，尿闭，头痛，失眠，目眩，消渴，黄疸，神经衰弱，阴肿，崩漏，白带，痛经，月经不调，脚气等。

按语　行间系肝经之荥穴。有理气活血、舒肝解郁的作用。配中脘、天枢、关元、足三里、三阴交，治疗脘腹胀痛。配人中、合谷、三阴交，治疗肝郁不舒、癥病和精神病。

太　冲（俞）

部位　垂足避开动脉取穴。在行间后1寸5分骨缝中。

针灸　直刺3～5分；灸3～5分钟。

功能　舒肝理气，调经和血，镇惊熄风。

主治　胸满，胁病，癥病，惊风，头痛，失眠，目眩，口眼歪斜，溏泄，疝气，遗尿，尿闭，黄疸，高血压，淋病，阴肿，崩漏，赤白带下，月经不调，足痛，无力，足趾挛痛等。

按语　太冲系肝经之俞穴，亦是原穴。用以治疗寒滞厥阴，阴囊收缩，痛引小腹或肝失藏血及肝经风热诸

第三章　经脉和五俞穴及八脉交会穴

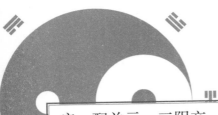

症。配关元、三阴交、隐白，治疗功能性子宫出血。配中注、四满、关元，治疗疝气和小腹痛，配人中、合谷，治疗小儿惊风。

中 封（经）

部位 翘足屈趾取穴。在内踝尖前大筋（胫骨前肌腱）后凹陷中。

针灸 直刺3～5分；灸3～5分钟。

功能 疏肝理气，清利下焦。

主治 小腹肿痛，疝气，遗精，小便不利，淋病，疟疾，肝炎，关节肿痛等。

按语 中封系肝经之经穴，常用于治疗肝经湿热下注。配关元、曲骨、三阴交，治疗湿热淋病和小腹痛。配解溪、丘墟，治疗踝关节炎。

曲 泉（合）

部位 屈膝取穴，在髌骨（膝盖）内侧，膝窝里面横纹头之上凹陷中。

针灸 直刺1～1.5寸，或透阳关；灸3～5分钟。

功能 理气活血，清热除湿，疏筋利节。

主治 小腹肿痛，疝气，阴股痛，遗精，阳痿，阴茎痛，小便不利，尿闭，阴部痒痛，症瘕，月经不调，子宫脱垂，腿膝肿痛等。

按语 曲泉系肝经之合穴，常用于治疗湿热下注之阴痒、溲难、小腹肿痛之病症，尚有升举下陷治疗阴挺的作用。配中脘、关元、足三里、三阴交，治疗子宫脱垂。配中极、足五里、血海、足三里，治疗外阴瘙痒和湿疹。

第二节　经脉和八脉交会穴

一、任脉

本脉起于会阴终于承浆。列缺通任脉。

循行概述　起于会阴，沿着腹内中线上行，过脐，循喉至唇下承浆，沿面部进入目内。

生理功能　任脉担任一身之阴脉，"任主胞胎"，为生养之源。

病理症候　疝气，赤白带下和聚结肿块。

列　缺

部位　取穴法有两种。①两手虎口交叉，食指尖端到达的凹陷就是本穴。②手虎口向上，在大肠经阳溪穴后1寸5分（二横指）凹陷中。

针灸　向前、后斜刺5～8分；灸5～10分钟。

功能　调理肺气，疏通经络。

主治　咳嗽，哮喘，头痛，颈项强痛，牙痛，咽喉肿痛，口眼歪斜，腕部腱鞘炎，腕痛、无力，上肢瘫痪等。

按语　列缺系肺经之络穴，别走手阳明大肠经。又是八脉交会穴之一，通任脉。历代针灸家对该穴的临床应用，积累了丰富的经验，将它列入四总要穴。该穴除能治疗本经的咳喘等症外，长于治疗外感引起的偏正头痛、颈项强痛，口眼歪斜等症。配合谷、鱼际、少商，治疗咽喉肿痛、气逆咳喘。配照海，治疗肾阴虚损之咽喉干痛。

二、督脉

本脉起于长强终于龈交。后溪通督脉。

循行概述　起于会阴部，由长强沿脊柱正中上行，过项后、头顶、前额至鼻下人中。

生理功能　督脉总督一身之阳脉，为"阳脉之海"，和脊髓、大脑有密切关系。

病理症候　脊柱强痛，角弓反张，头重，眩晕。

后　溪

部位　握拳取穴。在小指外侧（尺侧）第五掌指关节后横纹头上方的赤白肉际凹陷中。

针灸　直刺5～8分；灸5～10分钟。

功能　散风清热，疏经活络。

主治　头项强痛，目翳，耳聋，癫痫，癔病，疟疾，感冒，热病，臂痛，小儿麻痹后遗症，指挛，鹅掌风，瘫痪等。

按语　后溪系小肠经之俞穴，又是八脉交会穴之一，通督脉。主要功用：清心宁志，治疗癔病、癫痫、精神病；清心导火，治疗小便短赤、心移热于小肠的见症；清热解表，治疗外感发热、疟疾。配风池、阿是，治疗颈项强痛。配大椎、陶道、申脉，治疗感冒及疟疾。

三、冲脉

本脉起于横骨终于幽门。公孙通冲脉。

循行概述 起于小腹内胞中，沿脊柱上行，出于气街，并于少阴，从横骨沿肾经夹脐上行，过咽喉，绕络口唇。

生理功能 "冲为血海"，司生育、胎产、月经，营养十二经脉，五脏六腑。

病理症候 气从小腹上冲，疝气，腹中胀满，拘急疼痛，症瘕，崩漏下血，月经不调。

公 孙

部位 仰卧或垂足取穴。在足内侧，第一跖趾关节后1寸骨下凹陷中。

针灸 直刺0.5~1寸；灸5~10分钟。

功能 健脾利湿，通调肠胃。

主治 胃痛，腹胀，呕吐，泻痢，痞积，消化不良，热病，黄疸，水肿，癔病，癫痫，足痛无力等。

按语 公孙系脾经之络穴，别走足阳明胃经。也是八脉交会穴之一，通冲脉。有理气宽膈、降痰除烦之功。配内关，治疗善太息、胸闷、心烦喜呕、胃痛吐酸、疟疾等。

四、带脉

本脉起于带脉终于维道。足临泣通带脉。

循行概述 起于季胁，横行绕腰一周。

生理功能 带脉如束腰带，约束阴阳诸经，与任、

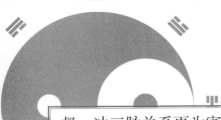

督、冲三脉关系更为密切。

病理症候 腹部胀痛，赤白带下，腰困，酸痛，下肢痿软。

足临泣

部位 垂足取穴。在足背小趾四趾的趾缝纹头后1寸5分，小筋后骨缝中。

针灸 直刺3～5分；灸3～5分钟。

功能 清肝胆热，疏经止痛。

主治 头痛，耳鸣，目痛，目眩，胸满，胁肋胀痛，瘰疬，疟疾，热病，往来寒热，乳痛，月经不调，足背肿痛等。

按语 足临泣系胆经之俞穴，八脉交会穴之一，通带脉。有疏肝解郁、理气止痛之功。配肝俞、期门、外关，治疗两胁疼痛。配大椎、陶道、外关，治疗疟疾。

五、阴跷脉

本脉起于照海终于睛明。

循行概述 起于照海，沿下肢肾经上行，过会阴，结喉至内眼角睛明。

生理功能 阴跷主阴气，司下肢运动。

病理症候 下肢阳经弛缓或阴经拘急的足内翻，阳气不足、阴气偏盛的嗜睡。

照 海

部位 仰卧或垂足取穴。在内踝直下约1寸，距骨下凹陷中。

针灸　直刺5～8分；灸5～10分钟。

功能　滋阴补肾，清热利湿。

主治　遗尿，疝气，便秘，癫痫，瘈病，眩晕，失眠，咽喉肿痛，神经衰弱，阴痒，阴痛，子宫脱垂，白带，月经不调，半身不遂、瘫痪引起的足外翻等。

按语　照海系阴跷脉之所生，八脉交会穴之一，通阴跷脉。有清心神、利咽喉、泄湿热的作用。配翳风、列缺、合谷，治疗咽喉肿痛。配纠外翻、三阴交，治疗瘫痪引起的足外翻。

六、阳跷脉

本脉起于申脉终于睛明。

循环概述　起于申脉，沿下肢膀胱经上行，过外踝、股外侧、腋窝后、肩上、口角至内眼角睛明。

生理功能　阳跷主阳气，司下肢运动。

病理症候　下肢阴经弛缓或阳经拘急的足外翻，阴气不足、阳气偏盛的失眠。

申　　脉

部位　垂足取穴。在外踝直下，赤白肉际凹陷中。

针灸　直刺0.5～1寸；灸5～10分钟。

功能　祛散风寒，疏经活络。

主治　头痛，眩晕，热病恶寒，癫痫，瘈病，精神病，腰腿酸痛，下肢麻木、无力、瘫痪等。

按语　申脉系阳跷之所生，为八脉交会穴之一，通阳跷脉。配后溪，治疗感冒、眩晕、癫痫等病。配悬钟、

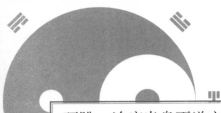

环跳，治疗半身不遂之腿、脚不收和足内翻。

七、阴维脉

本脉起于筑宾终于廉泉。内关通阴维脉。

循环概述　起于筑宾，沿下肢肾经上行，过腹、胸至颈部廉泉。

生理功能　阴维有维系全身阴经的作用。

病理症候　主里，属阴，症见胸腹痛、胃心痛。

内　关

部位　仰掌取穴。在大陵后2寸，两筋之间，仰掌握拳两筋显出之浅沟凹陷处。

针灸　直刺5～8分；灸5～10分钟。

功能　理气降逆，宁心安神，镇痉止痛。

主治　心绞痛，心悸，怔忡，无脉症，胃痛，呃逆，呕吐，胸胁胀痛，昏迷，眩晕，失眠，疟疾，热病，中暑，癫痫，癔病，精神病，心动过速，急性胃肠炎，神经衰弱，小儿惊风，肘臂挛痛、麻痹等。

按语　内关系心包络经之络穴。别走手少阳三焦经，又是八脉交会穴之一，通阴维脉。有宁心安神、疏肝降逆、调和脾胃、活血通络之功，是治疗胸满胁痛、呃逆呕吐、胃脘胀痛等症的常用穴。古书有"治心痛、胸胁诸疾"及"胸胁内关谋"等治疗经验。足证该穴是治疗上、中二焦疾病的重要穴位，尤其对上实中满的实症见长。临床配厥阴俞、膻中、乳根，治疗心悸不安和心绞痛。配膈俞、肝俞、中脘、公孙，治疗恶心呕吐。配曲池、百会、丰隆，治疗高血压。配膻中、期门、肝俞、膈俞，治疗胸胁痛。

八、阳维脉

本脉起于金门终于哑门。外关通阳维脉。

循行概述　起于金门，沿下肢胆经上行，过外踝、胯、腋窝后、肩上、前额至项后哑门。

生理功能　阳维有维系全身阳经的作用。

病理症候　主表，属阳，症见恶寒发热、头目眩晕。

外　关

部位　俯掌取穴。在阳池后2寸，两骨之间凹陷中。

针灸　直刺5～8分；灸5～10分钟。

功能　清三焦热，镇惊熄风，疏经活络。

主治　头痛，胸胁痛，耳聋，耳鸣，聋哑，鼻衄，感冒，热病，中暑，牙痛，疟腮，颊肿，落枕，高血压，小儿惊风，上肢挛痛、麻痹、瘫痪、腕痛、无力，手指肿痛、麻痹等。

按语　外关系三焦经之络穴，别走手厥阴心包络经。也是八脉交会穴之一，通阳维脉，有通经活络的作用。配膻中、肝俞、足临泣，治疗胸胁痛。配曲池、手三里、四渎、阳池、中渚，治疗上肢瘫痪、腕下垂和手指麻痹。

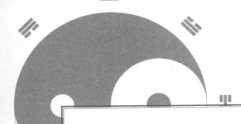

第四章　针刺手法与艾条灸法

　　临床上使用针刺或艾灸，是根据病证的性质决定的。如《灵枢·九针十二原》篇说："凡用针者，虚则实之，满则泄之，宛陈则除之，邪胜则虚之。"《灵枢·经脉》篇又说："盛则泻之，虚则补之，热则疾之，寒则留之，陷下则灸之，不盛不虚，以经取之。"就是针灸治病的法则。

第一节　针刺手法

　　针刺手法，十分重要，没有辨证配穴，抓不住病机；没有熟练手法，也不能针到病除。内难二经关于针法早有理论指导，历代针灸医家各有发挥。但笔者体会，在初学时往往有明于书未必明于心，明于心未必明于手的困难。

　　五俞穴和八脉交会穴均分布在肢体远端，关节、肌腱较多，要使针感到达"病所"，必须揣穴准确，手法恰到好处，才能达到将病治愈的目的。笔者在此想以家传治疗经验及多年临床实践，诚尽描述能力，作一介绍。

　　一、针刺前揣穴（定穴）法

　　在针前以手指在穴位处行揣、按、循、摸，找出具有指感的准确穴位叫揣穴，或称定穴和摸穴。其目的是揣摸肌肉的厚薄，孔隙之大小，指感的位置，分拨防碍进针的肌腱、血管等，以确定进针的方向和深浅。《难经·七十八难》说："知为针者信其左，不知为针者信其右，当刺之时，必先以左手压按所针之处。"由此可见，左手揣穴在临床上的重要。

1. 指切法 以左手拇指指甲置于被针穴位上，用力掐之为指切。指切有宣散局部气血、避免疼痛、固定穴位和协助持针的右手躲避肌腱、血管的作用。

2. 分拨法 揣穴遇到肌腱、血管时，要用手指向前后或左右推拨，使其分开而按住穴位。如针内关穴，左手拇指紧按其穴。将两肌腱和血管拨开，同时要找到患者有酸、麻感觉的部位，以便进针。

3. 旋转法 揣穴遇到骨骼、肌腱、血管覆盖的穴位时，令患者将有关的部位旋转，使其被覆盖的穴位充分显露，以指按穴。如揣阳谷穴，令患者内旋屈腕，在手背腕横纹外侧（尺侧），尺骨小头前凹陷中，即是本穴。

4. 滚摇法 揣穴遇到关节时，左手以拇指掐住穴位，右手牵拉患者肢体远端，行左右或上下滚摇，使其关节松弛，指下便可揣清穴位。如取阳池穴时，以左手拇指紧掐其穴，右手握患者四指用微力牵拉并左右滚摇，使穴显于指下。

5. 升降法 如遇伸屈关节才能较好显露穴位时，应采用升降法。如取解溪穴，以左手固定肢体，拇指紧掐其穴，右手握住足尖，上下摇动，以松动踝关节，便可揣清穴位。

二、速刺进针法

为了进针迅速，得气快，而不使患者疼痛和恐惧，在进针时采用单指押手法。单指押手法，是用左手拇指或食指定穴后，用指尖压住被针的穴位，右手拇食二指（或中指辅助）持针置于穴上，小指或手腕自然地放在被针穴位旁的皮肤上，并和左手的指切、按压配合灵活，两手密切合作，右手持针柄，使针体贴着左手的指甲，不捻不转迅速刺入皮下，进行提插，移动针的方向和确定针之深浅，才能有准头。此法不但能协助右手进针和固定穴位，而且还能体会针下气至冲动，控制针感之传导方向。

三、行针候气法

行针，是针刺穴位后，利用搓、捻、提、插等法，使之得气的操作方法。候气，是医生采用各种方法候其经气（感应）之到来，并包括气不至时之催气、得气后的行气和守气。

气至亦即得气，这种感应医生和患者均可察知。患者在扎针部位感到的酸、困、麻、胀、热、凉、触电样等感觉。这些特殊的感觉，常从扎针的部位出现，似线状的向上、下传导，或似片状的向周围扩散；医生进针后感到的是针下沉紧、冲动，针体转动有吸力和看到针穴处或针穴远处的肌肉跳动，都是得气的现象。

得气感传与疗效有密切关系。用毫针治病，须要候到感应，根据感应再使用手法，始能达到应有的效果。所以毫针治病的关键，在于得气与否。《标幽赋》认为：

"气至速而效速，气迟至而不治。"针刺感应快、传导远，能到"病所"的疗效佳；感应迟、传导近或只限于局部的疗效差，如始终无感应则收效困难。

行气不要忽视病人痛苦 催气、行气都是为了使感应上下传导、通接或到"病所"。《金针赋》说的："通经接气之法，有定息寸数。手足三阳，上九而下十四，过经四寸；手足三阴，上六而下十一，过经一寸。"这是一息（一呼一吸）气循经脉运行6寸，手三阳经长5尺，操作9息，足三阳经长8尺，操作14息，超过经脉4寸；手三阴经长3.5尺，操作6息，足三阴经长6.5尺，操作11息，超过经脉1寸。指出每穴每次的手法操作时间，应在1分钟以内，使感应传到整体经脉或"病所"。如遇瘫痪、麻痹或感传近的患者，应在传到的部位接着针（接气）使感应继续向前传导，就能传到整个经脉或"病所"（通经）。如针肩髃，针感须传到手指，而只传到了曲池，就在曲池接着往下针，就能使感应传到手指。不要为了找感应或使感应传到"病所"，在一个穴位上操作时间过长而忽视病人痛苦。

按病位行气 要根据病位的深浅和表里，决定针刺和行气的部位。如表症和皮肤疾患，病位浅，应在天部候到感应，并且使之放散、传导以通调腠里；病邪在肌肉、经络和半表半里之症，病位居中，应在人部候到感应，并且使之放散、传导，以疏通经络；病邪在脏腑、骨髓之里症和疼痛症，病位深，应在地部候到感应，并且使之放散、传导，以调理脏腑和镇痛。《针灸大成》

南丰李氏补泻说的："除寒热病宜于天部行气；经络病，宜于人部行气；麻痹、疼痛，宜于地部行气。"就是按病位行气的方法。

按病情行气 要根据病情之虚实，决定针之补泻。如久病、气短、便溏、脉弱无力的虚症，或进针后针下空虚及出针时针下仍轻滑的，应用弹、捻、提、按等补法，促其针下稍涩，热感传导以补其虚；新病胸满、腹痛、便结、脉大有力的实症，或进针后紧涩及退针时针下仍过于沉紧的，应用搓、摇、循、摄等泻法，促其针下松滑，凉感放散以泻其实。《素问·针解篇》说的："刺虚则实之者，针下热也。气实乃热也；满而泻之者，针下寒也，气虚乃寒也。"就是按病情行气的方法。

技术操作与得气、感传有密切关系：感觉性质（酸、困、麻、胀、热、凉等）、传导远近，以及循经与否和术者的手法、操作时间、取穴的正确和押手及患者的病情等，均有密切关系。因此，将针进到一定深度后，如无得气现象或感传不明显或将感应失去时，应采用下列方法：

1. 候气催气法 候气，是在不得气时，将针停在原处，留3～5分钟，再进行提、插、捻、转而使气至。这叫候气法。催气的方法很多，常用的有：①搜法：是针已进到所定深度尚不得气，即将针退到皮下，改变针刺方向，再行进针。如仍不得气，再向前、后或左、右有目的地直刺或斜刺反复地进退搜（探）索，以催其气至。②循按：是针后气不至，用手指由针穴附近向上下、左右循按、爪摄或叩击，以引其气至。③弹震：弹是用手指弹动针柄，促其气至，使针下沉紧；震是右手以半握拳状将中指突出，敲震穴位周围，或用手指弹震，以震动内气或内部器官，促其经气内守。④移位：如因取穴不准，或针刺穴位过偏，则可重新移动针刺部位或调整针刺方向，再进行提插、捻转，一般即可得气。如因病人肢体麻痹或感应迟钝等，用上述方法催气，仍不得气，就不要强用手法，仍可留针候气。

  2. 行气法 行气，是得气后，医生采用提插、搓捻、关闭等手法，以加大其感应或引导其感应向远处传导的方法。常用的有：①提插：提是向外退针，插（按）是向里进针。在得气的基础上，针尖在1分左右的范围内连续提插，使感觉传导。但因病情不同，提插也有轻重、急慢之不同。②搓捻：搓是捻力强而角度大，一般在180°以上。捻是捻力弱而角度小，一般在45°以内。这都是捻针催气、行气和进行补泻的方法。在得气的基础上连续搓捻，以使感觉放散。但搓捻勿转太紧、太急，以防肌肉缠针，引起疼痛。③拨刮：拨是针下气至，以右手拇食二指扶针柄，向左右在45°角以内似钟摆式的、缓慢地拨动，使感觉放散，多用于拨散结节肿物。刮是针下气至，以右手指甲向上或向下连续刮动针柄，或用手指向上或下摩擦针柄，以加大感应。但向下刮多用于补，向上刮多用于泻。④关闭：是针下气至，左侧押手把不让感觉传导的方向闭住，把气至冲动的部位按住，主要是控制和引导感觉传导的方向。如使感觉向上传导，押手须放在针穴的下方，向上连续不断地用力，同时右手持针的针尖亦向上进；如使感觉向下传导，押手须放在针穴的上方，向下用力，同时针尖亦向下进；左右两手互相配合、同时努力，就能使感觉传导到预定的"病所"。⑤飞推：飞似捻法，但每捻一次，拇食二指要离开针柄一次，似展翅飞扬之状，一捻一离，针体不一定转动；推似捻法，但它是拇食二指持针向前弩推，针体同样不转；二法能使感觉向远处传导或延长感觉的持续时间。飞法常连续三飞，用于补泻；推法多用于守气。

3. 守气法　守气，是催气、得气、行气后，患者有舒适感觉时，医生采用推弩、搬垫等法，以保持感应之持久为守气法。《素问·宝命全形论篇》说的："经气已至，慎守勿失。"就是守气的方法。因为候气、取气，都是为了得气，得气之后最好不要"失气"。所以古人把能守气的术者称为"上工"。故《灵枢·小针解》篇说："上守机者，知守气也。"①推弩：是针尖顶住有感觉的部位，推弩针柄或拇指向前或向后捻住针柄，不使针尖脱离感觉（不失气），稍待1~3分钟，以保持感觉时间延长。②搬垫：搬是针下得气，患者有舒适感觉时，右手将针柄搬向一方。垫是将手指垫在针体与被针穴位皮肤之间，顶住有感觉的部位（拇指搬食指垫，食指搬指拇垫），以加大感应。有时也用于补泻，但用于补法针尖要往里按着，搬的角度小；泻法针尖往外提着，搬的角度大。

4. 留针与出针　①留针：是针下得气，将针留在穴内不动，以加强针法的持续作用。留针与否，和留的时间长短，应根据病情而定。一般是得气后，操作完毕即可出针。如遇剧烈疼痛、痉挛和寒症等，需镇痉止痛、温经除寒时，应留针30分钟左右，甚至可留数小时。②出针：操作完毕或留针后，左手持消毒棉球，轻按被针穴位的皮肤或用手指按在针穴附近，右手持针柄轻捻、轻提，边捻边退将针拔出。如用于补法，则慢出针，急扪闭针穴，不令正气外泄或出血；用于泻法则急出针，不扪闭针穴，使邪气外泄。但需保持针孔清洁，防止感染。

四、补泻手法

针刺治病，是根据不同病情，使用不同针刺手法，达到或补或泻的作用。因此，掌握补泻手法是非常重要的。《难经·七十三难》说的："补者不可以为泻，泻者不可以为补。"就是说用针治病，不可虚实不分，补泻乱施。

1. 迎随补泻法 顺着十四经的循行方向进针，得气后将针推进半分左右为补；逆着十四经的循行方向进针，得气后将针提退半分左右为泻。是《灵枢·终始》篇说的"泻者迎之，补者随之"；《难经·七十八难》说的"得气，推而内之是谓补；动而伸之是谓泻"的迎随补泻法。

2. 徐疾补泻法 《素问·针解篇》说："徐而疾则实者，徐出针而疾按之；疾而徐则虚者，疾出针而徐按之。"就是徐疾补泻法。但在徐疾补泻的方法上，历代均有发挥，现在常用的有：提插补泻：是进针得气后，针

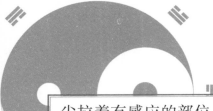

尖拉着有感应的部位，急（重）插慢（轻）提3~5次，出针后急按针穴为补；向有感应的部位，慢（轻）插急（重）提3~5次，出针后不按针穴为泻；在有感应的部位，缓慢地平均提插，出针后揉按针穴为平补平泻。

3. 捻转补泻法 ①指飞补泻：是进针2~3分深得气后，拇指向前连续飞3次以加大感应，使针下沉紧，为"一进三飞"的补法；进针到一定深度，拇指向后连续飞3次加大感应后，再急提退1~2分，使针下空虚，为"三飞一退"的泻法。②九六补泻：是进针得气后，拇指向前连续捻（45°左右）9次或按天、人、地三部，每部捻9次或27次为补；向后连续搓（180°左右）6次或按地、人、天三部，每部连续搓6次或18次为泻；拇指向前后（在90°左右）连续来回的平均捻转为平补平泻。

五、混合补泻法

混合补泻法，是采用补泻法中的几种补泻，在一个穴位上综合运用的方法。也是根据不同的病理虚实情况，采用不同的刺激量的补法或泻法。

1. 烧山火（补法） 这种方法是采用三进一退、一进三飞、提插、九六、呼吸、迎随、开合等法中的补法组成的。以产生热感为目的。《针灸大成》三衢杨氏补泻说："烧山火，能除寒，三进一退热涌涌……"指出按本法操作，可以产生热感，治疗寒症。

操作方法 令患者自然地鼻吸口呼，随其呼气，用单指押手法将针进至天部，右手拇指向前连续飞3次或9次，以催其气至（如针下沉紧，则轻提1~2分或轻微回转以解除滞针），即将针插至人部，操作方法与天部相同；然后即将针急插至地部，仍按天部的方法操作。飞毕候到针下气至沉紧时，用针尖拉着有感应的部位，在1分上下的范围内急（重）插慢（轻）提3次，促其产生热感（如有热感则用推法守气，促其热感放散传导，如无热感则将针退至天部，另行操作）。手法用毕，随其吸气缓慢将针拔出，急扪针穴。此法如在天部或人部操作时，已见到患者皮肤发热，或出汗，或自觉针穴附近甚至全身有热感时，即不必继续操作。手法熟练时，不利用呼吸和九数操作也能产生热感。留针与否，应根据病情而定。

适应证　中风脱症，瘫痪麻痹，风湿痹症，肢冷便溏，阳痿偏坠，腹痛腰酸等一切虚寒症。有时以发汗解表之目的，用于外感风寒。

2. 透天凉（泻法）　这种手法，是采用一进三退、三飞一退、提插、九六、呼吸、迎随、开合等法中的泻法组成的，以产生凉感为目的。《针灸大成》三衢杨氏补泻说的："透天凉，能除热，三退一进冷冰冰……"指出按本法操作，可以产生凉感，治疗热症。

操作方法　令患者自然地鼻呼口吸，随其吸气用舒张押手法，不捻不转缓慢地将针进至地部（俗名偷针刺法）。右手拇指向后连续捻6次，候到针下气至沉紧时，然后将针急提至人部，再由人部向地部有感应的部位，连续地慢（轻）插急（重）提6次。促其产生凉感（如有凉感，则用刮法守气，促其凉感放散传导；如发生滞针，

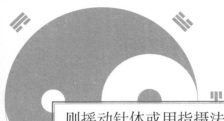

则摇动针体或用指摄法以解除滞针）。然后将针急提至天部，再由天部向人部有感应的部位连续慢插急提6次，使凉感放散传导（如地、人、天三部均无感应，则另行操作）。手法用毕，随其呼气急速将针拔出，不按针穴。此法操作时，不利用呼吸和六数操作，也能产生凉感。留针与否，应根据病情而定。

适应证 中风闭症，暑热高烧，谵语，癫狂，鼻衄，龈肿，身热便干等一切实热症。有时以清热解表之目的，用于外感风热。

3. 热补法 这种手法比烧山火简便，刺激量比较轻。实验证明，它不但能使患者产生热感，而且能使皮肤温度升高。

操作方法 术者左手食指或拇指紧按针穴，右手将针刺入穴内，候其气至，左手加重压力，右手拇指向前连续捻按3～5次，候针下沉紧，针尖拉着有感应的部位，连续急（重）插慢（轻）提3～5次；拇指再向前连续捻按3～5次；针尖顶着产生感觉的部位守气，使针下继续沉紧，产生热感。根据病情留针后，缓慢将针拔出，急扪针穴。

适应证 中风脱症，瘫痪麻痹，风湿痹症，腹痛泄泻，阳痿遗精等一切虚寒症。

4. 凉泻法 这种手法比透天凉简便，刺激量比较轻。实验证明，它不但能使患者产生凉感，而且能使皮肤温度下降。

操作方法 术者左手食指或拇指紧按针穴，右手将针刺入穴内，候其气至，左手减轻压力，右手拇指向后连续捻提3～5次，候针下沉紧，提退1分左右，针尖向有感应的部位，连续慢（轻）插急（重）提3～5次；拇指向后再连续捻提3～5次，针尖拉着产生感应的部位守气，使针下滑松，产生凉感。根据病情留针后，急速将针拔出，不扪针穴。

适应证 中风闭症，暑热高烧，谵语癫狂，目赤龈肿，唇烂便秘等一切实热症。

第二节 艾条灸法

子午流注和灵龟八法，也常采用艾条灸法。艾条亦称艾卷，是我国古代雷火神针、太乙神针等药条灸简化而来的。

艾条，是用细麻纸（或易燃薄纸）将艾绒卷紧后，用胶水或浆糊封住制成的。艾条不仅制作和操作简便，而且刺激量的强弱也容易掌握，所以目前应用最广泛。

艾条灸有两种手式，一种是以拇、食、中三指如持钢笔一样地持艾条，并用小指固定在补灸部位的附近。这样，不仅能避免术者手腕动荡不稳，又能避免长时间施灸的疲劳。另一种是以拇、食二指持艾条，用中指固定在被灸穴位的附近。

一、温和灸

将艾条点燃的一端靠近穴位，距皮肤约2寸处。根据患者的热感反应，上下移动，调节温度。在患者施灸有

第四章 针刺手法与艾条灸法

温热舒适感觉时固定施灸，灸到预定时间为止，一般可灸5～30分钟。本法由于灸火温热缓和，临床上最为常用。

二、雀啄灸

将艾条点燃的一端，距皮肤约2寸处，对准施灸穴位的皮肤，一起一落，像麻雀啄食样施灸，一般可灸5～10分钟。本法由于灸火热度较小，多用于治疗小儿疾患和昏厥。

三、熨热灸

将艾条点燃的一端，接近施灸部位，距皮肤约1寸处像熨衣服样往返移动，一般施灸20～30分钟。多用于治疗鹅掌风、皮炎、冻疮等。

四、温针灸

亦称针柄灸。先将针刺入被针穴位，找到感应，然后将1寸左右的艾条插于针柄上或用艾绒裹在针柄上，由下面点燃施灸，借针体将艾火的热力传到穴内。多用于治疗风湿性关节痛和一切虚寒症。

附录

一、子午流注与灵龟八法临床应用盘使用说明

1. 年 "临床应用盘"底盘图外面的第一、二圈是六十年公历。红字代表闰年，放在最外一圈，黑字代表平年，放在第二圈，以便查找应用。

2. 月 "临床应用盘"转盘图第二、三圈是公历的月（如按农历推算，可根据公历的月、日查日历），红字代表闰年的月，放在第二圈，黑字代表平年的月，放在第三圈。应用时年月对准（红字对红字，黑字对黑字）后，即可查出这个月每一日的天干、地支。

3. 日 "临床应用盘"转盘图最外圈（第一圈是每月的31日）底盘图第三圈是公历日的天干、地支，也就是六十天的"花甲子"。比如查找1984年9月1日，先要找到底盘图外圈红字的1984，再把月内的红9对准1984，即可找到红日方格内的1，及其上面方格内的戊戌，即戊戌日。如果查找9月20日，20上面方格内的丁巳，即为丁巳日。余皆类推。

4. 时 "临床应用盘"底盘图最内下圈是每日红字的子、丑、寅、卯、辰、巳、午、未、申、酉、戌、亥十二个时辰；时辰上方的穴名是每个时辰的开穴。用时根据病情，按照当日的天干，查找当时的时辰和穴位，进行治疗。比如"子"上方的关冲，是戊日胃、癸日肾经子时的开穴；"子"上方的足三里，是丙日小肠、辛日肺经的开穴……余皆类推。

附

录

5．地支（纳子法）子午流注 为了醒目，以表格的形式将它放在"临床应用盘"转盘图的里面。用时根据病所在脏腑经络，按转盘上的表格查找施针时辰及穴位。虚证按"补"格内的时辰、穴位，用补法，如遇咳喘肺经（金）虚证，根据"虚则补其母"的原则，在卯时补太渊（土），即土生金，土为金之母；实证按"泻"格内的时辰、穴位，用泻法，如遇咳嗽有热的肺经（金）实证，根据"实则泻其子"的原则，在寅时泻尺泽（水），即金生水，水为金之子。如补泻时辰已过，则取本经的本穴或原穴。如未时遇胃（土）虚寒痛，取胃经本穴足三里（土）补之；酉时遇牙痛龈肿的大肠经（金）实热证，取大肠经原穴合谷泻之，或根据"不虚不实以经取之"的原则，取原穴、本穴用平补平泻法治疗。

6．天干（纳甲法）子午流注 为了查找方便、醒目，将经穴放在底盘图下面，把每日第一个时辰的开穴和下方的时辰都用红字；将十个天干和十条经放在转盘图下边的两侧，时辰和穴位处开了天窗，并且根据甲与己合、乙与庚合……将每日的天干与十二经有机地联系在一起（甲胆、己脾合用，乙肝、庚大肠合用……），阳日可用阴日的穴，阴日可用阳日的穴，将闭穴变为开穴，而且每个时辰都开穴。用时根据病情，在"临床应用盘"上先找到当日的天干，再旋转转盘找到底盘最内下圈所示的时辰（子、丑……），转盘下天窗两侧的十经（胆、肝……）和十天干（甲、乙……）所对应的底盘上的穴，即为当日当时的开穴。比如1984年5月1日酉时，治疗月经不调的病人，就将月的红5对准年的红1984，找到1日上面的乙未，用日干的乙再找天干子午流注下方的酉，即可找到乙所对应的开穴大敦，大敦为主穴先针灸之，根据病情需要再配其他穴后针灸之。再如1984年6月15日辰时，治疗咽喉肿痛，就将月的红6对准年的红1984，找到15日上面的庚辰，用日干的庚，再找天干子午流注下方的辰，即可找到庚所对应的商阳、阳溪，商阳或阳溪为主穴，根据病情再配用其他穴位治疗。

  7．灵龟八法 为了节省文字、便于应用，将公历六十日天干、地支用六十个方格放在底盘图的第三圈，每个穴位的代号（一、二……）放在第五圈以下的十二格；将子、丑、寅……十二个时辰和代号（一、二、三……穴名放在转盘图天窗的左右两侧。用时根据病情，在"临床应用盘"上先找到当日的天干、地支，然后旋转转盘使红箭头对准此处，转盘上天窗右侧所示时辰相对应的窗内底盘上的代号（按代号在天窗左侧对号找穴），即为当日当时的开穴。比如1983年6月30日，就将月的黑6对准年的黑1983，即可找到30日上面的己丑，然后旋转转盘使红箭头对准己丑，天窗右侧的子对二、丑对六、寅对四、卯对二、辰对六、巳对三、午对一、未对五、申对三、酉对一、戌对四、亥对二，就是己丑日一天十二时辰每个时辰的开穴。如果1983年7月1日申时治疗胃脘痛，就将月的黑7对准年的黑1983，先找到1日上面的庚寅，然后旋转转盘使红箭头对准庚寅，天窗右侧的申相对应天窗内的穴，就是开公孙穴。配内关穴，就可将

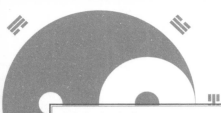

胃脘痛治愈。

8. 以上按日时所开的穴皆为主穴，先针灸之；根据病情需要配用的其他穴，后针灸之。

9. "临床应用盘"简要使用说明，编排在底盘的背面，是为了版面整齐美观，而又减少正面篇幅。

二、子午流注与灵龟八法临床应用盘两面